W0179499

Schirner
Verlag

Hinweis: Die Informationen in diesem Buch sind sorgfältig recherchiert, sind aber kein Ersatz für ärztlichen Rat. Wer krank ist oder ärztliche Betreuung benötigt, sollte erst nach Abklärung durch einen Arzt mit den Übungen beginnen.

Alle im Buch angegebenen Heilwirkungen sind vom persönlichen Einzelfall abhängig und nicht als Garantie zu verstehen.

Der Verlag und die Autorin haften nicht für nachteilige Auswirkungen, die in einem direkten oder indirekten Zusammenhang mit in diesem Buch enthaltenen Informationen stehen.

ISBN 978-3-8434-1109-7

Sigrid Ernst:
Yoga für Vollweiber und Pfundskerle
für mehr Beweglichkeit
und Körperbewusstsein
© 2013 Schirner Verlag, Darmstadt

Layout und Umschlag: Aileen Roloff, Schirner, unter Verwendung von #23355725 (Svetlana Sayapina) und #44510106 (jd-photodesign), www.fotolia.de
Satz: Simone Leikauf, Schirner
Redaktion: Sandra Frey, Schirner
Printed by: ren medien, Filderstadt, Germany

www.schirner.com
1. Auflage Juli 2013

Bildnachweis:
Hintergrund: #44510106 (jd-photodesign), www.fotolia.de
Fotos der Yogaposen: Jürgen Dönges, Kiel
Fotomodelle: Kerstin Kristahl und Sigrid Ernst, Kiel
Illustrationen: Henning Reinke, Kommunikationsdesign, Berlin, www.henning-reinke.de

Sigrid Ernst

# YOGA

## für **Vollweiber** und **Pfundskerle**

für mehr Beweglichkeit
und Körperbewusstsein

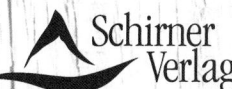
Schirner Verlag

# Inhalt

**Einleitung** **6**
   *Vorwort* *6*
   *Geschichte des Yoga* *8*

**Bevor ich beginne** **12**
   *Rahmenbedingungen* *13*
   *Hilfsmittel* *16*
   *Wo ist was?* *20*
   *Wirkungsweise des Hatha-Yoga* *22*
   *Körperliche Voraussetzungen* *28*

**Jetzt geht es los** **30**
   *Benutzung des Übungsteils* *31*
   *Ablauf einer Yogasequenz* *35*
   *Meine erste Yogasequenz* *38*
   *Weitere Yogasequenzen* *39*

**Yogaübungen** **40**
   *Grundhaltungen* *42*
   *Handhaltungen* *48*
   *Entspannungsübungen* *50*
   *Atemübungen* *64*
   *Körperübungen* *78*

**Zu guter Letzt** **180**
   *Über die Autorin* *180*
   *Danksagung* *181*
   *Literaturangaben und Empfehlungen* *184*

# Einleitung

## Vorwort

### Warum dieses Buch?

Dieses Buch soll Ihnen Mut machen! Weil, egal, wie sehr Sie körperlich eingeschränkt sind, und egal, wie viele Pfunde Sie zu viel auf den Rippen haben, es wieder Spaß machen kann, in die Bewegung zu kommen und das eigene Körpergefühl neu zu entdecken. Momentan gibt es nur wenige Yogagruppen für Übergewichtige. Deshalb hoffe ich, mit diesem Buch meine Erfahrung einem breiten Publikum bekannt machen zu können.

Meistens reagiert der Körper schon nach kurzer Zeit sehr dankbar auf die Ausführungen der verschiedenen Übungen. Das bestätigen mir meine übergewichtigen und teilweise körperlich eingeschränkten Teilnehmern und Teilnehmerinnen immer wieder aufs Neue. Angespornt durch dieses positive Feedback entstand in mir der Wunsch, dieses Buch zu schreiben.

Sie werden merken, dass durch das Praktizieren von Hatha-Yoga wieder etwas in Ihnen in Fluss kommt. Ihr Körper wird sich nach und nach verändern. Das Buch soll Ihnen Spaß an den körperlichen Übungen bringen. Ich habe Wert darauf gelegt, dass die Asanas im Alltag anwendbar sind. Praktizieren Sie lieber nur einige wenige Augenblicke Hatha-Yoga als überhaupt nicht.

Gerade für schwer übergewichtige und körperlich eingeschränkte Menschen erachte ich Yoga als optimal. Die Muskeln und Sehnen werden sanft und vorsichtig gedehnt. Dadurch können Verspannungen gelockert oder sogar ganz aufgehoben werden. Atemübungen bringen Entspannung und mehr Sauerstoff in den Körper. Nerven und Körper kommen zur Ruhe.

»Yoga für Vollweiber und Pfundskerle« ist kein Buch, dass darauf abzielt, dass Sie Ihr Gewicht reduzieren. Allerdings kann sich aufgrund der Schu-

lung Ihrer körperlichen Wahrnehmungen auch eine Änderung in anderen Bereichen einstellen. Die Lust am Körper und an seinen Reaktionen kann zu einem veränderten, bewussteren und gesünderen Essverhalten führen.

Was Hatha-Yoga in der heutigen Zeit besonders angenehm macht ist, dass jeglicher Gedanke des Wettbewerbs fehlt. Jeder geht nur an seine eigenen Grenzen und orientiert sich nur an sich selbst.

Entspannung ist fast schon ein magisches Wort und in der heutigen reiz-überfluteten Gesellschaft absolut notwendig. Oft muss sie erst wieder neu entdeckt und gelernt werden. Weil Hatha-Yoga aus den Pfeilern *Körperübung*, *Atemübung* und *muskuläre Tiefenentspannung* besteht, wird es Ihnen mit der Zeit immer leichter fallen, Körper und Geist zu entspannen.

In vielen Yogabüchern sind Abbildungen von Übenden zu sehen, die biegsam wie Gummipuppen sind. Diese Menschen sind meist jahrelang trainiert und kommen oft sogar aus dem Leistungssport oder dem Ballett. Vergleichen Sie sich nicht mit ihnen oder sonst jemandem. Sie sind einmalig und individuell, mit allen Stärken und Schwächen. Es geht um Ihre Grenzen, die nach und nach erweitert werden sollen. So werden Sie mit der Zeit einen Zugewinn an Kraft, Ausdauer, Gelenkigkeit und eine geistige Stärke, Ruhe und Ausgeglichenheit erlangen.

Ich wünsche Ihnen viel Spaß mit diesem Buch, ... und bleiben Sie in Balance!

Ihre

*Sigrid Ernst*

# Geschichte des Yoga

## Ursprung

Die Wurzeln des Yoga können weder zeitlich noch geografisch exakt bestimmt werden. Im heutigen Pakistan fand man bei Ausgrabungen alte Skulpturen, die Menschen in Yogastellungen darstellten. Ungefähr 3000 Jahre v. Chr. entstand im Industal wohl das älteste Steinsiegel mit einer Figur in einer Yogaposition.

Yoga war ursprünglich ein rein spiritueller Weg, der vor allem die Suche nach Erleuchtung durch Meditation zum Ziel hatte. Mit der Veda (aus dem Sanskrit: »Wissen«), einer Schriftsammlung religiöser Texte, wurde das *Yogasutra* (Yogaleitfaden) des Patanjali erstmals systematisch niedergeschrieben (2. Jh. v. Chr.). Das Yogasutra besteht aus 195 Sanskrit-Versen.

Der Begriff »Yoga« kommt aus dem Sanskrit und bedeutet so viel wie »vereinen, zusammenschirren«. Damit könnte die Vereinigung von Körper und Geist, aber auch von individuellem Selbst mit dem Göttlichen gemeint sein.

Die vier Hauptwege des Yoga sind:
- *Bhakti-Yoga*: Der Weg der wahren Hingabe und Liebe zu Gott.
- *Jnana-Yoga*: Der Weg des Wissens und der Erkenntnis.
- *Karma-Yoga*: Der Weg des selbstlosen Handelns.
- *Raja-Yoga*: Der Königsweg des Yoga mit Gedankenkontrolle und Meditation. Hatha-Yoga gehört dem Raja-Yoga an, bzw. wird als Stufe auf dem Weg zum Raja-Yoga gesehen.

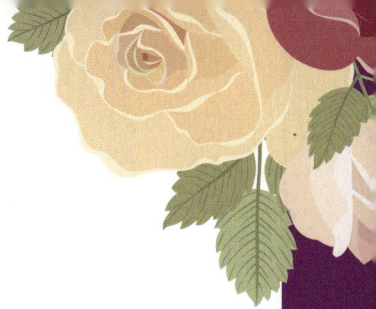

# Hatha-Yoga

Hatha-Yoga berücksichtigt sowohl körperliche als auch geistige Aspekte.

»Hatha« wird aus zwei Silben gebildet, die folgende Bedeutungen haben:
- »Ha«: solar / aktiv / gebend / männlich / rechte Seite
- »tha«: lunar / passiv / empfangend / weiblich / linke Seite

Mit Hatha-Yoga können wir eine Vereinigung und Balance dieser gegensätzlichen Energien erzielen. Nur wenn beide Seiten ausgeglichen sind, herrscht Harmonie.

Das eigentliche, übergeordnete Ziel aber ist die Wiedervereinigung des individuellen Selbst (*Jiva*) mit dem reinen Bewusstsein (*Brahman*).

Diese Vereinigung hebt die Trennung zwischen Körper und Geist auf. Die Illusion (*Maya*), dass Raum und Zeit existieren, wird aufgelöst. Dadurch können wir unser wahres göttliches Wesen erkennen.

Auch in der christlichen Lehre kennen wir dieses Ziel. Durch geistiges Üben, Beten, Kontemplation und Exerzitien soll der eigene Urgrund erfahren werden. Dabei müssen egoistische Wünsche und Gedanken losgelassen werden, damit eine Verbindung und Vereinigung mit Gott stattfinden kann.

## Der achtgliedrige Yogaweg des Patanjali

Das Yogasutra des Patanjali beschreibt im zweiten Kapitel einen achtgliedrigen Yogaweg, der als ganzheitlicher Übungsweg angesehen werden sollte. Das Ziel ist die völlige Ruhe des Geistes (*Samadhi*):

1.  *Yama*: Äußere Disziplin – allgemeine und ethische Verhaltensregeln im Umgang mit anderen,
2.  *Niyama*: Innere, persönliche Selbstdisziplin,
3.  *Asanas:* Körperübungen, Sitz- und Meditationshaltungen des Hatha-Yoga,
4.  *Pranayama*: Atemübung, Atemregelung und Atemlenkung,
5.  *Pratyahara*: Zurückziehen der Sinne von der Außenwelt in die innere Welt (meditativer Zustand),
6.  *Dharana*: Kontemplation und Fokussieren des Geistes sowohl in der Meditation als auch im Alltag,
7.  *Dhyana*: Versenkung und Meditation,
8.  *Samadhi*: Erlebnis des All-eins-Seins.

## Der Energiefluss

In der Yogaphilosophie werden sogenannte *Nadis* (Energiekanäle) beschrieben. Sie durchziehen den gesamten Körper und versorgen ihn mit Lebensenergie (*Prana*). In den alten Schriften heißt es, dass sich 350 000 Nadis im menschlichen Körper befinden. Diese Bahnen sollen mithilfe des achtgliedrigen Yogawegs sauber und rein gehalten werden.

# Bevor
## ich beginne

# Rahmenbedingungen

## Etwas Träumerei vorweg: Wie wäre es, wenn ...

... Sie morgens und abends Zeit finden würden, sich dem Yoga zu widmen?

... Sie einen eigenen, ruhigen Raum für sich hätten, in dem Sie ganz ungestört sind?

... Ihre Familie an der geschlossenen Tür des Yogaraums vorbeischleichen würde, um Sie nicht zu stören?

... Sie Ihren Blick über die grüne Natur vor dem Fenster schweifen lassen könnten?

... die Temperatur so angenehm wäre, dass Sie mit geöffnetem Fenster oder geöffneter Balkontür Yoga praktizieren könnten?

... das Geräusch eines leise plätschernden Bächleins oder der Meeresbrandung lieblich durch den Raum klingen würde?

Die Realität sieht leider meist anders aus: Man schleicht sich von der Familie weg und hofft, dass sie einen nicht entdeckt, damit man wenigstens ein paar Minuten Zeit für sich hat. Irgendwo drückt schon wieder das schlechte Gewissen, weil die Waschmaschine fertig ist und eigentlich die Wäsche aufgehängt werden sollte. Irgendjemand möchte immer etwas von einem, und man findet keine Zeit, entspannt durchzuatmen. Nun, das kennen die meisten von uns.

Wie können Sie also Yoga zur Routine werden lassen?
Es hat etwas mit Prioritätensetzung und Gewohnheiten zu tun. Ich frage Sie: Wenn Sie morgens in Zeitnot geraten, putzen Sie sich trotzdem die Zähne? Wenn Sie Raucher sind, schaffen Sie es trotzdem, Zigaretten zu kaufen? Die Antworten darauf sind fast immer »Ja«. Es gibt viele Beispiele dafür, dass wir bestimmten Ritualen und Gewohnheiten folgen. Allerdings dauert es leider sehr lange, bis ein neues Verhalten zur Gewohnheit wird.

Aber auch jeder Marathon fängt mit dem ersten Schritt an.

## Ihr Yogaplatz

Wenn es möglich ist, praktizieren Sie Yoga immer am gleichen Ort und zur gleichen Tageszeit. Das hilft dabei, Routine entstehen zu lassen. In dem Raum sollte genügend Platz sein, sodass Sie genug Bewegungsfreiheit für die Übungen haben. Eine gute Belüftung ist vor allem bei den Atemübungen sehr hilfreich.

Aber: Hauptsache Sie üben überhaupt Yoga, egal wo!

## Übungszeiten

Meinen Yogaschülerinnen und -schülern rate ich, Yoga morgens zu praktizieren, auch wenn man zu dieser Zeit noch erheblich steifer ist als am Abend. Das morgendliche Üben hat den Vorteil, dass man danach gelockerter und zentrierter in den Tag startet.

Allerdings gibt es Lebenssituationen, in denen ein morgendliches Üben nicht möglich ist: wenn Sie zum Beispiel durch Schichtarbeit ohnehin schon sehr früh aufstehen müssen, wenn Ihr nächtlicher Schlaf sehr schlecht ist und Sie deshalb jede Minute davon benötigen. Es gibt vielschichtige Gründe, warum es nicht geht. Deshalb schlage ich vor: Richten Sie Ihren Fokus darauf, was geht. Welche Zeit ist für Sie machbar?

Hauptsache, Sie praktizieren überhaupt Yoga, egal wann! Lieber 5 Minuten zwischendurch als gar nicht.

## Buch und Kursus

Wie Sie dieses Buch zum Üben verwenden können, um den größtmöglichen Nutzen daraus zu ziehen, wird im Kapitel »Benutzung des Übungsteiles« ausführlich erklärt. Dort werden auch die unterschiedlichen Schwierigkeitsgrade (leicht, mittelschwer und Original-Asana) beschrieben.

Hier möchte ich nur insoweit vorgreifen, Ihnen zu erklären, dass das Buch so aufgebaut wurde, dass Sie die leichten und mittelschweren Übungen Schritt für Schritt allein zu Hause erlernen können. Für die Ausführung der Original-Asanas sollten Sie unbedingt Vorkenntnisse haben und möglichst eine korrigierende Hilfe durch einen Yogalehrer erhalten können.

Es wäre außerdem gut, wenn Sie eine Yogagruppe besuchen könnten, um dort regelmäßig zu üben.

## Yogaausstattung

Dieses Thema wird im nachfolgenden Kapitel »Hilfsmittel« ausführlich behandelt. Dennoch nachstehend eine kurze Liste der Hilfsmittel, die zu Beginn der Yogapraxis empfehlenswert sind:

- eine Yoga- oder Isomatte,
- ein festes Sitzkissen,
- zwei Gurte,
- zwei Blöcke oder zwei Decken/Kissen,
- zwei Stühle,
- eine freie Wandfläche.

# Hilfsmittel

Zur Ausübung der einzelnen Yogaübungen sind unterschiedliche Hilfsmittel sinnvoll. Diese werden im
Folgenden beschrieben.

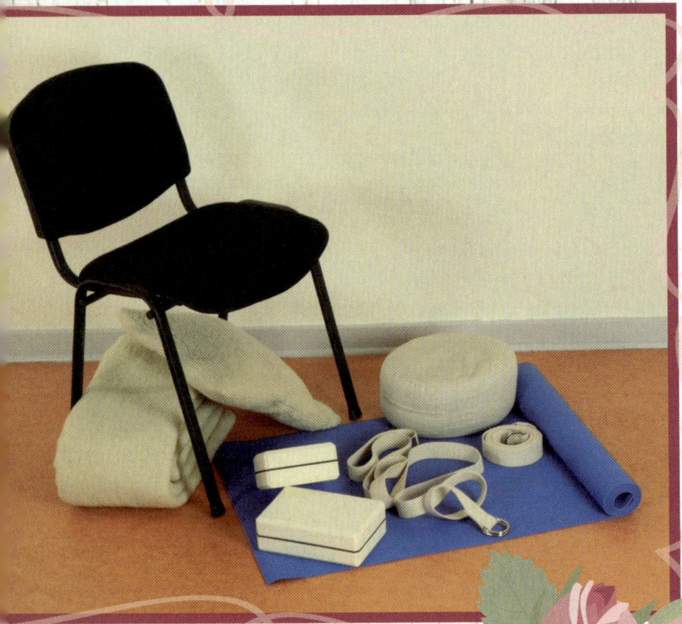

## Yogamatten

Es gibt Matten in verschiedenen Län-
gen und Breiten. Die normale Matten-
größe beträgt etwa 60 cm x 175 cm
mit einer Dicke von etwa 4-5 mm. Mit
der Zeit werden Sie selbst herausfin-
den, welche Größe für Sie am besten
geeignet ist. Auf jeden Fall sollte die
Matte rutschfest sein. Wählen Sie eine
Dicke, die Ihnen einen guten Stand
ermöglicht. Achten Sie darauf, dass die
Matte aus schadstofffreien Materialien
besteht, ohne AZO (Lösungsmittel) und
DOP oder Phthalate (Weichmacher).

Im Sommer empfiehlt es sich, ein
Handtuch auf die Matte zu legen, nicht
nur aus hygienischen Gründen, wenn
Sie etwa in einem Yogakursus eine dort
angebotene Matte mitbenutzen. Gerade
im Sommer, wenn man erhitzt ist, ist
es oft unangenehm, direkt auf der
Matte zu liegen.

Die Yogamatte benötigen Sie für alle
Yogaübungen als Unterlage.

*Tipp* Sie können statt einer spezi-
ellen Yogamatte auch eine Isomatte
verwenden.

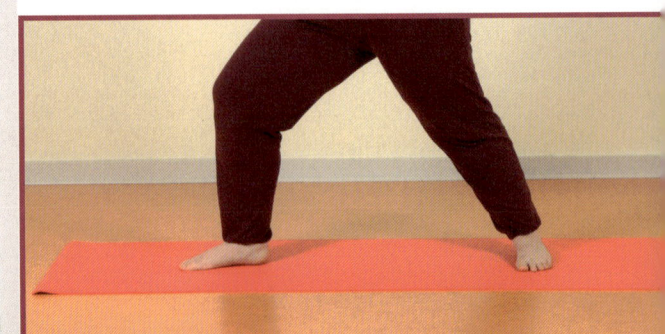

## Yogablöcke

Auch bei den Yogablöcken gibt es Größenunterschiede. Sie bestehen aus Hartschaum und sind, obwohl leicht, dennoch sehr stabil. Hier empfehle ich, dass Sie sich für den Anfang zwei der dicksten und größten Blöcke kaufen. Sie sind vielseitig einsetzbar und werden Ihnen dabei helfen, die Körperübungen korrekter auszuführen.

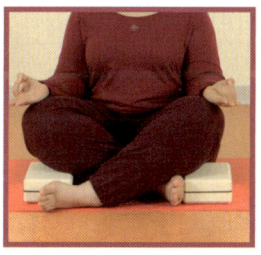 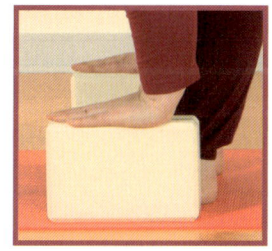

Möglicher Einsatz:
- Als Stütze unter den Knien bzw. Unterschenkeln, damit Knie- und Hüftgelenke geschont werden. Alternativ können Sie auch Kissen oder gerollte Decken verwenden.
- Als »Verlängerung« der Arme, wenn diese sonst nicht den Boden erreichen können.

*Tipp* Sie können auch andere, feste Gegenstände aus Ihrem Haushalt verwenden. Sie sollten allerdings eine angemessene Höhe haben und stabil sein (etwa eine Fußbank).

## Yogagurte

Für den Anfang sind zwei Gurte optimal. Sie können Ihnen über die eine oder anderen Hürde hinweghelfen. Es gibt verschiedene Verschlusstechniken, die sich nach meiner Erfahrung alle bewährt haben.

Mit einem Gurt können Sie quasi Ihre Arme »verlängern«. So können einige Körperübungen besser und präziser ausgeführt werden.

Außerdem helfen Gurte dabei, einen ausladenden Bauch und eine große Oberweite zu »zähmen«. So entsteht mehr Raum für die Ausführung der Übung.

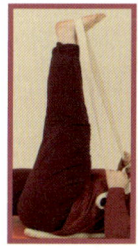 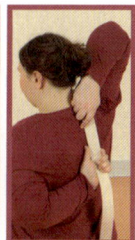 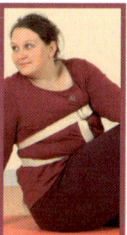 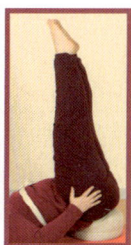

Möglicher Einsatz:
- Als Verlängerung für die Arme,
- zur Brust- und Bauchbändigung, damit Sie mehr Platz bekommen.

*Tipp* Sie können auch Schals, Gürtel, etc. verwenden.

## Sitzkissen

Sitzkissen sind eine Philosophie für sich. Manche schwören auf kleine, andere auf große Kissen. Das Sitzkissen soll Ihnen das aufrechte Sitzen erleichtern.

Ihre Knie sollen in manchen Sitzhaltungen den Boden berühren. Das ist deshalb wichtig, damit die Schwerkraft nicht an Ihren Kniegelenken zerrt. Deshalb legen Sie ein Sitzkissen unter Ihr Gesäß und rutschen auf dem Kissen so weit nach vorne, bis sich das Becken aufrichtet und die Knie auf dem Boden zum Liegen kommen.

Mein Rat an Sie: Kaufen Sie das Kissen, auf dem Sie am bequemsten aufrecht sitzen können und welches Ihnen beim Sitzen ein gutes Gefühl vermittelt.

Möglicher Einsatz:
- unter dem Gesäß für einen aufrechten Sitz,
- als Rückenstütze,
- zur Erhöhung des Kopfes.

*Tipp* Sie können die Füllungen aus 2 bis 3 normalen Kissen nehmen und daraus eine Kissenfüllung machen. Damit erhält das Kissen eine entsprechende Festigkeit. Alternativ kann auch ein Kissen mit Dinkelspreu befüllt werden.

## Decke und Kissen

Da Sie einige Zeit mit Entspannungsübungen in der Rückenlage auf dem Boden verbringen werden, sollten Sie, zumindest im Winter, eine Decke unter den Rücken legen und eine weitere zum Zudecken benutzen. Mit Kissen können Sie Ihren Kopf und auch die Knie stützen. Entspannung entsteht besonders dann, wenn Sie sich wohl und geschützt fühlen. Die Decke und das Kissen können dieses Gefühl noch verstärken.

Natürlich können Sie auch statt einer gerollten Decke eine gerollte Yogamatte oder ein ausreichend großes Kissen verwenden.

Möglicher Einsatz:
- als Stütze für die Knie,
- gegen zu starkes Abknicken der Handgelenke, indem Sie eine aufgerollte Decke oder ein Kissen unter die Handflächen nehmen,
- als Wärmequelle für die Meditation oder bei Übungen mit ausgebreiteten Armen,
- zur Polsterung des Kopfes,
- als zusätzliche Erhöhung unter einem Kissen.

*Tipp* Benutzen Sie für die Entspannungsphase immer die gleiche Decke. Dann assoziieren Sie allein schon mit dem Anblick der Decke Entspannung.

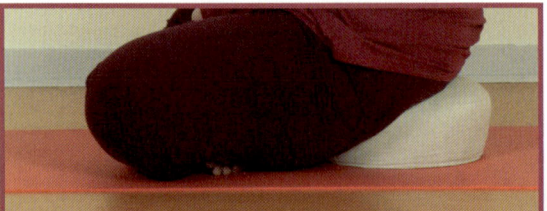

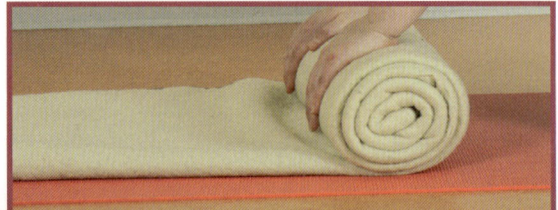

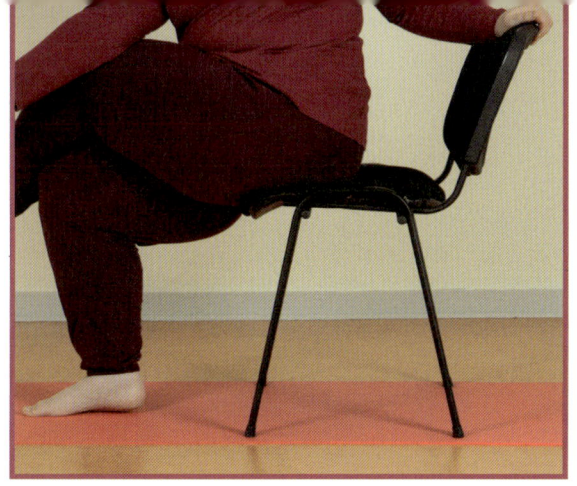

## Stuhl

Ein stabiler Stuhl kann bei einigen Übungen eine sehr große Hilfe sein. Er sollte eine gerade und feste Rückenlehne haben und auf eine rutschfeste Unterlage gestellt werden. In den Übungen beschreibe ich Ihnen genau, wie er hinzustellen ist. Bei einigen Übungen brauchen Sie eventuell mehrere Stühle.

Möglicher Einsatz:
- bei Übungen, die nicht auf dem Boden ausgeführt werden können,
- als Stütze und Gleichgewichtshilfe,
- für Entspannungsübungen.

## Wand

Eine freie Wand kann Ihnen bei einigen Übungen als Stütze dienen. Außerdem kann sie Ihnen helfen, wenn Sie Probleme mit dem Gleichgewicht haben. Die freie Fläche sollte ausreichend groß sein.

Möglicher Einsatz:
- als Stütze und Gleichgewichtshilfe,
- um einen Stuhl am Wegrutschen zu hindern.

*Tipp* Bilderrahmen, die im Übungsbereich aufgehängt sind, sollten Sie rechtzeitig in Sicherheit bringen.

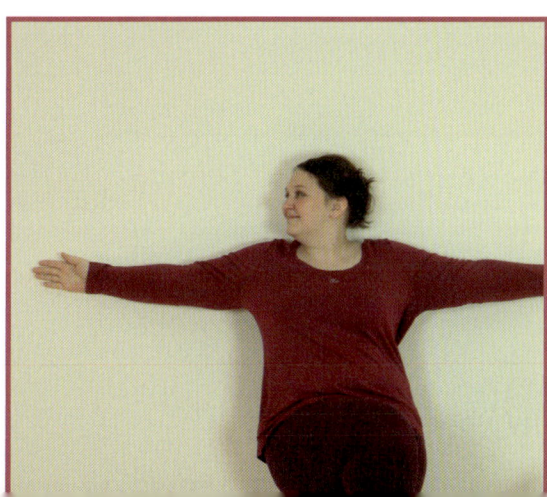

# Wo ist was?

Zur Erläuterung der einzelnen Übungen werden verschiedene anatomische Begriffe verwendet. Zur besseren Orientierung sind sie in den nachfolgenden Abbildungen kenntlich gemacht.

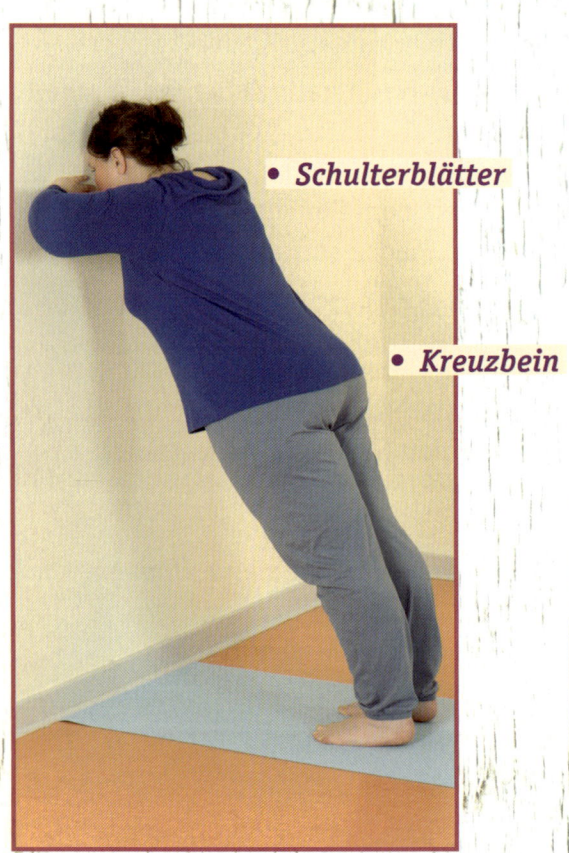

- *Schulterblätter*
- *Kreuzbein*

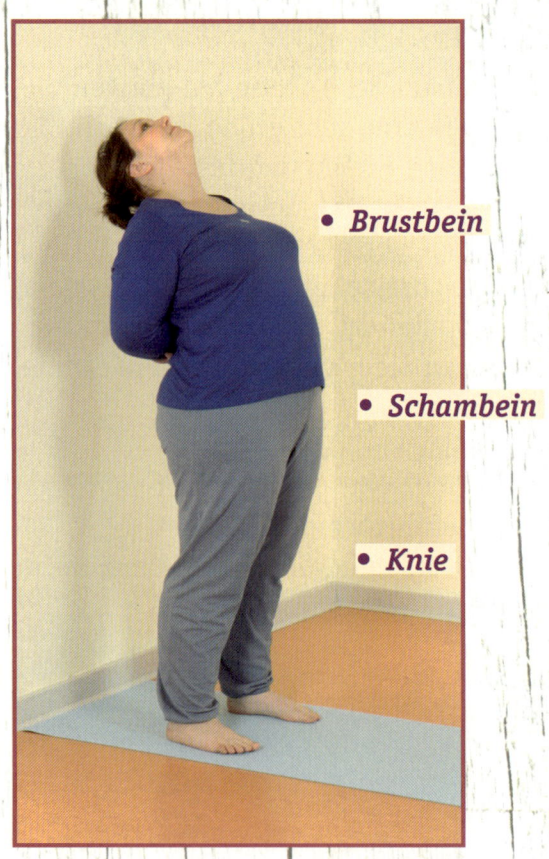

- *Brustbein*
- *Schambein*
- *Knie*

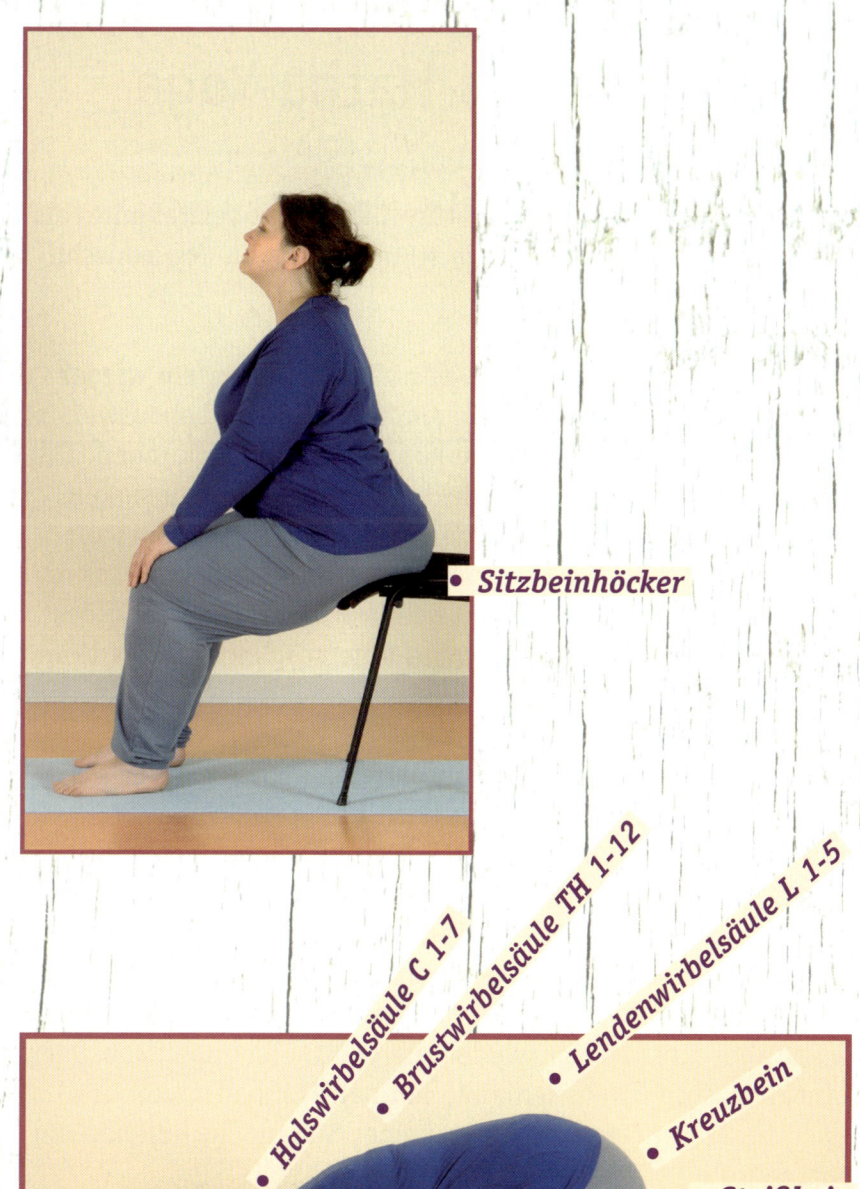

- *Sitzbeinhöcker*

*Halswirbelsäule C 1-7*

*Brustwirbelsäule TH 1-12*

*Lendenwirbelsäule L 1-5*

- *Kreuzbein*

- *Steißbein*

# Wirkungsweise des Hatha-Yoga

Hatha-Yoga kann sehr viel für unseren Körper tun. Die Hindus verstehen es als den Weg zur geistigen Vervollkommnung durch strenge Disziplin des menschlichen Körpers.

Durch das Praktizieren von Hatha-Yoga kann das natürliche System wieder ins Lot gebracht werden. Selbst nach jahrelangem ungesundem Lebenswandel und betriebenem Raubbau der eigenen Kräfte können die Auswirkungen, wie etwa Stress, Erschöpfung, Bluthochdruck, Rückenprobleme, Schlaflosigkeit, Verstopfung, Rheumatismus und viele mehr gemildert oder sogar abgebaut werden. Yoga fördert die Durchblutung des gesamten Körpers. Dadurch wird das Gewebe besser genährt. Die Yogaübungen helfen bei der Entgiftung des Körpers und regen den Stoffwechsel an. Yoga hat eine ausgleichende Wirkung auf Drüsen, Nerven und Hormonsystem.

Durch die Körperübungen (*Asanas*) und das anschließende Nachspüren wird das Körperbewusstsein geschult und der Blick nach innen sensibilisiert. Um das Nachspüren zu erleichtern, helfen die Fragen »Wie geht es mir?«, »Was hat sich verändert?«, »Wie fühlt sich mein Körper an?«, »Fühle ich in beiden Körperhälften das Gleiche?«, »In welcher Verfassung befindet sich mein Geist?«. Indem man diesen Fragen nachgeht, nimmt man Kontakt zum Körper und dessen Befindlichkeit auf. Am Anfang mag man nicht sehr viele Unterschiede spüren, aber mit der Zeit werden die Wahrnehmungen sensibler. Durch diese zunehmende Körperwahrnehmung können Fehlhaltungen und Verspannungen auch im Alltag (etwa durch krummes Sitzen, Hochziehen der Schultern, ...) rechtzeitig erspürt und gelöst werden.

Es gibt zahlreiche Untersuchungen, die nachweisen, dass Hatha-Yoga eine heilende und vorbeugende Wirkung besitzt.

# Wirbelsäule

Die Wirbelsäule wird in einigen Yogaschriften als »Rad des Lebens« bezeichnet.

Sie wird durch die Körperübungen, kombiniert mit Atemübungen (*Pranayama*), energetisch stimuliert. Durch die Übungen wird und bleibt sie beweglich und geschmeidig.

In der heutigen Zeit, wo aus dem »Jäger« ein »Sitzer« geworden ist, wird unsere Wirbelsäule stark beansprucht. Langes Sitzen, wenig Bewegung, Übergewicht und Anspannung lassen unsere Muskeln verhärten. Durch Drehbewegungen und Vor-, Rück-, und Seitenbeugungen können Schmerzen gelindert oder sogar beseitigt werden. Kombiniert mit den Atemübungen wird die Muskulatur entspannt und gestärkt.

Die Wirbelsäule besteht aus 7 Halswirbeln, 12 Brustwirbeln, 5 Lendenwirbeln, dem Kreuzbein und dem Steißbein.

Von der Seite betrachtet weist die Wirbelsäule eine Krümmung im Halswirbelbereich nach vorne, im Brustwirbelbereich nach hinten, im Lendenwirbelbereich nach vorne und im Kreuz- und Steißbeinbereich wieder nach hinten auf. Man nennt diese Form auch »doppeltes S«. Die Wirbel nehmen vom Hals- bis zum Lendenbereich an Größe zu. Zwischen den 24 Wirbeln befinden sich die knorpeligen Bandscheiben, die als »Puffer« dienen. Sie fangen Stöße und Erschütterungen ab und vermeiden das Aufeinanderprallen der Wirbel und halten den Druck von den seitlich aus den Wirbeln tretenden Spinalnerven fern.

Die Spinalnerven treten seitlich durch eine Öffnung an den Wirbeln aus. Anschließend teilen Sie sich und versorgen Haut, Muskulatur und die inneren Organe. Im Bereich der Halswirbelsäule treten die Armnerven aus. Die Bein- und Beckennerven befinden sich in einem Wirbelkanal, der bis hinunter in die Lendenwirbelsäule verläuft. Dort treten sie aus.

Damit die Wirbelsäule sowohl stabil als auch beweglich bleibt, gibt es verschiedene körperliche »Vorkehrungen«. Zum einen haben wir Wirbel, Bandscheiben und kleine Wirbelgelenke, die sich zwischen benachbarten Wirbeln befinden, zum anderen kräftige Bänder, die über der Gesamtlänge der Wirbelsäule verlaufen und sie stützen.

## Gelenke

Im menschlichen Körper gibt es verschiedene Gelenkarten, die alle mit Bändern gut verspannt sind. Dort setzen auch Muskeln bzw. Sehnen an. Während der Ausführung der Übungen werden die Gelenkstrukturen gedehnt. Dabei wird die Gelenkflüssigkeit angeregt, wodurch die Gelenke wieder besser geschmiert werden.

## Becken

Wenn Sie die Asanas ausführen, wird das Becken nach vorne und nach hinten gekippt oder aufgerichtet. Es findet ein Wechselspiel von Anspannung und Entspannung statt. Durch die Yogaübungen wird die Beckenmuskulatur gefestigt und somit Erschlaffungen (etwa Blasen- und Gebärmuttervorfall) entgegengewirkt. Gleichzeitig kann bei Verspannungen im Beckenbereich durch bewusste Entspannungsphasen die Muskulatur gelockert werden.

## Beinstellung

In einigen Yogabüchern sehen Sie Asanas, die im Stand ausgeführt werden. Die übenden Personen sind mit geschlossenen Beinen abgebildet. Die Füße stehen dann eng nebeneinander. Meine persönliche Meinung ist, dass diese Stellung nur von sehr schlanken und gesunden Menschen eingenommen werden sollte. Die Oberschenkelknochen sind an den Hüften aufgehängt. Deshalb sollen die Beine auch parallel nebeneinander verlaufen und nicht zu einem »V« werden. Da im Sitzen oder Liegen kein Gewicht auf den Füßen lastet, können die Beine dabei aber ohne Bedenken geschlossen werden.

So finden Sie Ihren richtigen Beinabstand heraus:

Möglichkeit 1: Springen Sie leicht hoch. So wie Sie natürlicherweise aufkommen, sollte auch der Abstand zwischen Ihren Beinen sein, wenn Sie die Asanas üben.

Möglichkeit 2: Gehen Sie einen halben Schritt vorwärts, und verlagern Sie Ihr Gewicht auf den vorderen Fuß. Nun ziehen Sie den hinteren Fuß nach vorne, als ob Sie spazieren gehen wollten. Beide Fußspitzen bilden nach vorne eine Linie, aber die Beine stehen hüftbreit auseinander.

## Muskeln

Wie wichtig eine gesunde Muskulatur ist, merkt man besonders dann, wenn sie nicht richtig funktioniert oder schmerzhaft ist. Eine Übersäuerung der Muskulatur kann böse Schmerzen verursachen.

Muskeln bestehen größtenteils aus Wasser, und genau das brauchen sie, um richtig arbeiten zu können. Trinken Sie mindestens 2 l Wasser am Tag. Wenn Sie sich mehr bewegen, zum Beispiel wenn Sie Yoga praktizieren, brauchen Sie mehr Wasser. Trinken Sie am besten stilles Wasser. Kohlensäure kann zu Blähungen führen und das Gewebe zusätzlich sauer belasten.

Durch Yoga und den Wechsel der An- und Entspannung nimmt die Muskulatur an Umfang zu. Sie entwickeln mehr Kraft, Ihr Körper wird elastischer, und ihre Ausdauer wächst. Je mehr Muskelmasse im Körper vorhanden ist, desto mehr Kalorien werden verbrannt. Auch wenn der Stoffwechsel durch die Übungen angeregt wird, nimmt der Körper nur dann ab, wenn weniger Kalorien zugeführt als verbraucht werden. Das ist leider eine naturgegebene Voraussetzung.

Viele der Teilnehmer und Teilnehmerinnen meiner Yogakurse verspüren 2 bis 3 Tage nach dem Unterricht ein Ziehen in der Muskulatur. Sie meinen dann, dass sie sich verspannt oder überdehnt hätten, aber stattdessen ist es fast immer Muskelkater, der durch die ungewohnte Muskelbeanspruchung entsteht. Es ist schön, mitanzusehen, wie erstaunt und erfreut meine Teilnehmer sind, wenn sie, häufig nach Jahren, zum ersten Mal wieder Muskelkater haben, weil die Muskulatur wieder mehr arbeitet – und das spürbar!

# Atmung

Eine alte Yogaweisheit besagt, dass die Anzahl der Atemzüge eines Menschen bereits vor der Geburt festgelegt ist. Für die Yogis bedeutet eine kontrollierte Atmung somit eine Kontrolle der Lebensenergien (*Prana*). Durch die Atemkontrolle soll der Geist beherrscht und der Körper energetisch aufgeladen werden. So kommen Körper und Geist zur Ruhe und können vollkommen gesund werden.

Der Körper braucht Sauerstoff für alle Stoffwechselvorgänge. Viele Menschen atmen nicht mehr richtig. Bei ihnen wölbt sich vielleicht sogar bei der Ausatmung der Bauch hinaus, und bei der Einatmung zieht er sich herein (paradoxe Atmung). Oft erfolgt die Atmung nur noch in den oberen Brustkorb. Besonders wenn Menschen in Zeitnot geraten oder Angst haben, flacht ihre Atmung ab. Aber besonders in solchen Situationen ist es wichtig, sich zu sammeln und ruhig und tief in den Bauch zu atmen, damit sich Körper und Geist besser entspannen können und sich aus dem Chaos wieder eine ruhige und klare Struktur ergibt.

Durch die Yogaatemübungen erlernt man wieder, sämtliche Atemorgane optimal zu nutzen, also in den Bauch, die Flanken und den Brustraum bis nach ganz oben zu atmen. Durch eine tiefere Einatmung wird der Körper besser mit Sauerstoff versorgt, und Abfallprodukte werden mit der Ausatmung abgegeben. Durch die bessere Belüftung der Lunge wird zudem die Abwehrkraft gegen Erkältungskrankheiten gestärkt.

Eine tiefe Atmung kann anregen, beruhigen und ausgleichen. Atmung ist Leben.

## Psyche

Yoga hat eine beruhigende Wirkung auf den Geist und die Psyche. Indem wir lernen, zu entspannen und loszulassen, werden wir wieder durchlässiger für neue, gesunde Impulse. Sinnbildlich würde ich sagen: Mit einer geschlossenen Faust kann Altes nicht losgelassen und Neues nicht aufgenommen werden. Durch Yoga wird diese Faust geöffnet.

Entspannungsübungen nehmen einen wesentlichen Teil der Yogastunde ein. Beim Nachspüren der Asanas und in der Anfangs- und Abschlussentspannung kommen Gedanken und Geist zur Ruhe.

Yoga wirkt sich daher positiv auf Stimmungsschwankungen aus. Das vegetative Nervensystem wird harmonisiert. Die eigene Mitte kann besser gefunden werden und somit eine verbesserte Stressabwehr stattfinden.

Allgemein kann man sagen, dass durch die Kombination von Entspannungs-, Konzentrations-, Atem- und Körperübungen die allgemeine Belastbarkeit zunimmt. Eine bessere Zentrierung und Bündelung der Kräfte im Alltag kann erfolgen. Nach und nach wird es immer leichter, auch in schwierigen Zeiten die Balance zu halten. Yoga bringt Stabilität für den Alltag.

Stellen wir uns als Beispiel einen See vor. Emotionen zeigen sich als Wellen auf dem See und unruhige Gedanken als aufgewühlter Sand. Bei viel Unruhe, Wind und Sturm bleibt der Grund für uns im Unklaren, weil die Wellen und der Sand die Sicht trüben. Richten wir unsere Sinne mit Aufmerksamkeit nach innen und werden wir ruhiger, glättet sich die Wasseroberfläche, und wir können auf den Grund schauen. Dort liegt unser wahres Inneres – ein Diamant, unzerstörbar und klar.

Durch regelmäßiges Praktizieren können wir immer schneller die Wogen glätten und einen Blick auf unser wirkliches Wesen erhaschen. Wir sind nicht mehr hoffnungslos den äußeren Unruhen ausgeliefert, sondern werden gleichmütig. Hierbei sollte verstanden werden, dass Gleichmut nicht Gleichgültigkeit bedeutet. Gleichmut ist ein tiefes Vertrauen in uns selbst.

Warum sollten wir also im Äußeren suchen, wenn wir einen Diamanten in unserem Inneren tragen? Bleiben wir bei uns!

# Körperliche Voraussetzungen

Eigentlich kann jeder Mensch Yoga praktizieren. Weder eine teure Ausrüstung noch Alter, Geschlecht oder Religion spielen dabei eine Rolle. Notwendig sind hingegen ein geeigneter Raum, Disziplin und eine Einführung.

Wenn Sie behutsam mit sich und Ihrem Körper umgehen, sollten keine Probleme auftreten. Respektieren Sie stets Ihre Grenzen! Sie werden erstaunt sein, dass Sie dennoch gute Fortschritte machen.

**Wichtiger Hinweis:**
Nahezu jeder kann nach dem Buch »Yoga für Vollweiber und Pfundskerle« üben. Bei den Übungen kann und darf es zu einem Dehnungsreiz kommen, aber niemals zu Schmerzen!
Einschießende Schmerzen, Stiche, Kribbeln oder Taubheitsgefühle dürfen nicht auftreten. Brechen Sie in einem solchen Fall die Übung sanft, aber sofort ab. Führen Sie vorsichtig eine entsprechende Ausgleichsübung durch. Gehen Sie nur an Ihre Grenzen, nie mit Gewalt darüber hinaus! Seien Sie behutsam und geduldig mit sich und Ihrem Körper!

Bevor Sie in die Praxis einsteigen, lesen Sie sich bitte den nachfolgenden Text aufmerksam durch.

Achten Sie bei folgenden gesundheitlichen Beschwerden immer darauf, dass sich Ihr Kopf nicht tiefer als Ihr Herz befindet:
- Augenprobleme: Glaukom, Netzhautablösung, erhöhtem Augeninnendruck,
- hohem Blutdruck,
- Herzleiden.

Nehmen Sie bei folgenden gesundheitlichen Beschwerden anstrengende Haltungen im Stehen oder in der Bauchlage nur kurz ein:
- hohem Blutdruck,
- Herzleiden.

Halten Sie bei folgenden gesundheitlichen Beschwerden Ihre Arme nicht zu lange über dem Kopf:
- hohem Blutdruck,
- Herzleiden.

Richten Sie sich bei folgenden gesundheitlichen Beschwerden aus Umkehrhaltungen nicht zu schnell auf:
- niedrigem Blutdruck.

Beugen und dehnen Sie Ihre Beine bei folgenden gesundheitlichen Beschwerden nur vorsichtig:
- Ischiasschmerzen,
- Rückenprobleme.

Bauen Sie bei folgenden gesundheitlichen Beschwerden keinen Druck (Muskelanspannung) im Bauchbereich auf:
- Bauchschmerzen,
- Bruchleiden (Leiste).

Belasten Sie bei folgenden gesundheitlichen Beschwerden Ihre Gelenke nur in schmerzfreien Phasen:
- akuten Gelenkentzündungen (Arthritis).

Vermeiden Sie bei folgenden gesundheitlichen Beschwerden zu starke Kopfdrehungen und Kopfbeugungen nach vorne, nach hinten oder zur Seite:
- Halswirbelsäulen- und Nackenproblemen,
- degenerativen Veränderungen.

Unterlassen Sie bei folgenden gesundheitlichen Beschwerden Umkehrhaltungen, bei denen der Beckenbereich stark beansprucht wird:
- Menstruationsproblemen.

Jetzt
geht es los

# Benutzung des Übungsteils

## Schwierigkeitsgrade

Sie finden in diesem Buch zu jeder Asana verschiedene Variationen. Beginnend mit einer leichten Variation kann man sich über die mittelschwere der Original-Asana annähern.

Weil ich von meinen Yogaschülern und -schülerinnen weiß, dass es oft Schwierigkeiten bereitet, eine liegende Position auszuführen, gibt es in diesem Buch bei fast allen Übungen auch stehende oder auf dem Stuhl sitzende Variationen. Bei einigen wenigen Übungen ist dies nicht möglich, und es fehlt daher die leichte Variation. Dies hängt damit zusammen, dass in diesem Fall so gut wie keine der in der Original-Asana involvierten Muskeln beansprucht werden würde.

Fangen Sie zuerst mit den leichten Variationen an. Dies ist der leichteste Einstieg in die jeweilige Yogaübung. Wenn Sie diese Stellung einer Übung beherrschen, können Sie die mittelschwere probieren. Natürlich können Sie auch Übungen beider Schwierigkeitsgrade mischen.

Um die Original-Asanas korrekt ausführen zu können, sollten Sie Vorkenntnisse besitzen, einen Yogakursus besuchen oder eine Person an Ihrer Seite haben, die yogageübt ist und Sie gegebenenfalls korrigieren kann.

## Ausführungshinweise

Viele Übungen werden separat erst für die eine und dann für die andere Körperseite ausgeführt. Bei jeder Übung ist dies entsprechend angegeben. Versuchen Sie möglichst, die angegebenen Wiederholungen erst mit der einen Seite komplett auszuführen, bevor Sie zur anderen Seite wechseln. Sollte dies zu schwierig sein, wechseln Sie jeweils bereits nach einer Ausführung die Seite.

Damit es nicht zur einseitigen Muskelbeanspruchung kommt, sollte die Anzahl der Wiederholungen pro Körperseite identisch sein.

Federn Sie in der Dehnung niemals mit Gewalt nach, auch wenn Sie dies von anderen Sportarten kennen sollten. Yoga arbeitet sanft mit der Ausatmung. Mit jeder Ausatmung versuchen Sie, Spannung loszulassen und noch mehr in die Dehnung zu kommen.

In manchen Asanas werden die Knie gebeugt. Damit die Knie nicht so stark belastet werden, sollten Sie Ihre Zehen noch bewegen und sehen können. Wenn Sie trainierter sind, können Sie in den Knien stärker einknicken, müssen aber darauf achten, dass die Unterschenkel senkrecht zu den Oberschenkeln stehen.

## Wie ist was zu verstehen?

Häufig vorkommende Anweisungen und Begrifflichkeiten werden hier näher erläutert:

Spannen Sie die *Bauchmuskulatur* an:
Das kann dadurch erreicht werden, dass der Bauch eingezogen und gleichzeitig ein kleiner Gegendruck nach außen aufgebaut wird.

Kippen Sie das *Becken* nach vorne:
Die Gesäßmuskulatur wird angespannt, als ob mit den Gesäßbacken etwas festgehalten werden soll. Die Oberschenkel werden leicht nach vorne gedrückt.

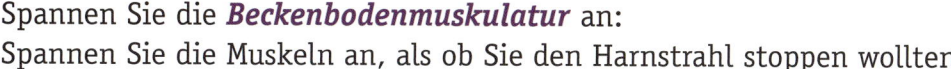

Spannen Sie die *Beckenbodenmuskulatur* an:
Spannen Sie die Muskeln an, als ob Sie den Harnstrahl stoppen wollten.

Strecken Sie die *Beine*:
Die Beine sind gerade, die Knie werden aber nicht durchgedrückt.

Ziehen Sie das *Brustbein* nach vorne, indem Sie Ihre *Schulterblätter zusammenschieben*:
Die Schulterblätter werden hinten zueinander gedrückt. Die Schultern bleiben dabei tief. Dadurch schiebt sich das Brustbein nach vorne.

Ziehen Sie Ihre *Gesäßmuskulatur* nach hinten und zur Seite weg:
Greifen Sie mit beiden Händen Ihre Gesäßbacken, und ziehen sie kräftig nach hinten und zur Seite. Damit sitzen Sie auf den Sitzbeinhöckern. Dies führt dazu, dass der Rücken besser aufgerichtet werden kann.

Halten Sie Ihre *Knie* weich:
Damit ist gemeint, dass die Knie ganz leicht angewinkelt, aber nicht durchgedrückt sind. Die Beine sind dennoch gestreckt.

Strecken Sie das *Kreuzbein* nach oben:
Wenn Sie stehen, beugen Sie Ihren Oberkörper tief nach vorne, und das Gesäß wird in Richtung Decke gestreckt.

Die Übung wirkt beruhigend auf das *Nervensystem*:
Durch Strecken, Dehnen und Zusammenpressen der Wirbelsäule werden die Spinalnerven angesprochen. Das vegetative Nervensystem wird harmonisiert, und die inneren Organe werden angeregt.
In Kombination mit Atmung und Entspannung wirkt die Übung sowohl körperlich als auch geistig ausgleichend und beruhigend.

## Gliederung einer Yogaübung

Die Beschreibung einer Asana im Übungsteil ist so aufgebaut, dass zunächst anhand von 3 bis 4 Stichworten angegeben wird, wofür die Asana besonders geeignet ist.

Separat wird darauf hingewiesen, bei welchen körperlichen Einschränkungen Sie besonders vorsichtig sein sollen.

Anschließend wird die Wirkungsweise ausführlicher beschrieben.

Es folgt eine Illustration, auf der die involvierte Muskulatur zu sehen ist. Diese Abbildung ist schematisch und erhebt keinen Anspruch auf genaueste Differenzierung. Die in der Illustration angegebenen Muskelgruppen werden in der Original-Asana in vollem Umfang gefordert. Die Beanspruchung bei den leichten und mittelschweren Variationen kann eingeschränkt sein. Die Wirkung ist aber eine ähnliche wie bei der Original-Asana.

Anschließend folgen präzise Anweisungen zur Ausführung der Variationen einer Körperübung. Zuerst wird die leichte, dann die mittelschwere und schließlich die Original-Asana beschrieben.

In den Beschreibungen der einzelnen Variationen werden die Hilfsmittel angegeben, die zur Ausführung der Übung benötigt werden. Zusätzliche Hilfsmittel zur Erleichterung werden empfohlen.

Bei vielen Variationen ist eine Ausgleichsübung angegeben, die Sie im Anschluss an die Asana ausführen sollten. Dies hat zum Ziel, dass sich die während der Übung beanspruchte Muskulatur wieder lockert und entspannt.

# Ablauf einer Yogasequenz

## Grundsätzliches

Yoga ist für mich ganzheitlich. Deshalb schlage ich vor, immer den ganzen Körper zu berücksichtigen. Aus diesem Grund werde ich auch keine Sequenzen zusammenstellen mit Übungen für einzelne Körperregionen.

Unten stehend habe ich den Ablauf einer Yogasequenz erläutert. Im Kapitel »Meine erste Yogasequenz« und im Kapitel »Weitere Yogasequenzen« finden Sie einige Vorschläge für Übungsabfolgen. Natürlich können Sie sich auch selbst Übungsreihen zusammenstellen. Allerdings sollten sie, wie unten aufgeführt, die Punkte 1 bis 6 beinhalten.

## Yogasequenz

### 1. Anfangsentspannung

Eine Übungssequenz beginnt mit einer Anfangsentspannung. Der Hintergrund ist der, dass bewusst ein Abstand zum Alltag geschaffen werden soll. Um den Alltag zu organisieren, ist es meist notwendig, im Äußeren verhaftet zu sein. Dabei werden die inneren Bedürfnisse oft nicht wahrgenommen. Bei der Anfangsentspannung findet wieder eine Ausrichtung nach innen statt. So kommen Körper und Geist zur Ruhe. Das vegetative Nervensystem kann sich entspannen, und die Anspannung in der Muskulatur kann abnehmen. Gleichzeitig werden die eigenen Kraftreserven aufgeladen, und das Konzentrations- und Leistungsvermögen wird gesteigert.

*Anmerkung:* Sie werden bemerken, dass immer mit der *Totenstellung* oder dem *Kutschersitz* begonnen wird. Das ist bewusst so gewählt. Es soll zu einer Art Routine führen, die signalisiert: »Jetzt fängt die Yogasequenz an!«

## 2. Aufwärmübungen

Nach der Anfangsentspannung werden sanfte Asanas ausgeführt, die den Körper langsam aufwärmen und vorsichtig dehnen. Das Körperbewusstsein wird hierbei sensibilisiert, um in nachfolgenden Übungen die eigenen Möglichkeiten und Grenzen besser wahrnehmen und möglichen Überdehnungen vorbeugen zu können.

*Anmerkung:* Die *Bergstellung* und die *Katze* wiederholen sich in allen Sequenzen, da sie für oben genannte Zwecke optimal sind.

## 3. Hauptübungen

Nach den Aufwärmübungen folgen aufeinander abgestimmte weitere Übungen. Durch das Dehnen, Strecken und Drehen wird die Wirbelsäule elastisch. Die Nerven können sich beruhigen, und die inneren Organe werden stimuliert.

*Anmerkung:* Nach einer Asana, bei der Sie besonders ins Hohlkreuz gehen müssen, sollte immer eine Übung folgen, bei der der Rücken wieder gerundet wird. Drehübungen und neutrale Rückenübungen können jederzeit eingeflochten werden. Sie runden das ganzheitliche Programm ab.

## 4. Atemübung

Zu einer Yogaübungssequenz gehört eine Atemübung. Durch die bewusste Atmung gelangt mehr Sauerstoff in das Blut und in den Körper. Die Organe werden somit besser versorgt und vitalisiert. Durch die starke Konzentration auf die Atmung findet eine Entspannung des Körpers und des Geistes statt.

*Anmerkung:* Die Atemübung ist ein wichtiger Teil der Yogapraxis und wird vor der Konzentrationsübung ausgeführt. Die verschiedenen Atemübungen können beliebig ausgetauscht werden.

## 5. Konzentrationsübung

Die Übung *Baum* wird im Anschluss an die Atemübung ausgeführt. Durch das Praktizieren dieser Stellung stärkt sich der Gleichgewichtssinn, und Selbstvertrauen wird aufgebaut. Die Konzentrationsübung hilft dabei, die Gedanken zu bündeln und sich wieder auf das Wesentliche zu konzentrieren. Gerade in der heutigen, reizüberfluteten Welt ist eine Ausrichtung auf nur eine Sache für viele Menschen schwierig und muss oft wieder erlernt werden.

*Anmerkung:* Diese Übung zieht sich durch alle Sequenzen. Sie ist eine sehr wirkungsvolle und dennoch einfach auszuführende Übung.

## 6. Abschlussentspannung

Die Abschlussentspannung vollendet die Yogasequenz. Hier kann nach der vorausgegangenen Anstrengung eine wohltuende Entspannung stattfinden. Die restliche, nicht mehr benötigte Spannung des Körpers und des Geistes kann abgegeben werden. So können Ruhe und Entspannung einkehren.

*Anmerkung:* Wir schließen immer mit einer Meditation ab. Dabei können die Hand- und die Sitzhaltung variiert werden. Wir beschränken uns auf die Atem-Meditation, da sie gut nachzuvollziehen ist.

# Meine erste Yogasequenz

**Nun geht es los!**

Woran Sie denken sollten:
- Nehmen Sie sich etwa 30 bis 50 Minuten Zeit.
- Legen Sie sich alles zurecht (siehe Kapitel »Hilfsmittel«).
- Lesen Sie sich noch einmal das Kapitel »Körperliche Einschränkungen« durch.
- Fangen Sie mit der leichten Übungsreihe an.
- Denken Sie besonders an folgende Dinge:
    - die Knie nie ganz durchzudrücken,
    - nie nachzufedern und nur mit der Ausatmung weiter in die Dehnung zu gehen.

Führen Sie die folgenden Übungen der Reihe nach aus:

## 1. Anfangsentspannung
- *Kutschersitz* (siehe S. 58), (5 Minuten)

## 2. Aufwärmübungen
- *Berg* (siehe S. 86)
- *Katze* (siehe S. 126)

## 3. Hauptübungen
- *Herabschauender Hund* (siehe S. 116)
- *Boot* (siehe S. 90)
- *Krokodil* (siehe S. 150)
- *Halber Drehsitz* (siehe S. 110)

## 4. Atemübung
- *Vollatmung* (siehe S. 72)

## 5. Konzentrationsübung
- *Baum* (siehe S. 78)

## 6. Abschlussentspannung
- *Atem-Meditation* (siehe S. 50)

# Weitere Yogasequenzen

Nachdem Sie Ihre erste Übungssequenz praktiziert haben, finden sie hier 5 weitere ausgearbeitete Yogasequenzen.

*Tipp* Am Ende des Buches finden Sie einen heraustrennbaren Plan.

Darüber hinaus können Sie sich unter Beachtung des Kapitels »Ablauf einer Yogasequenz« eigene Programme zusammenstellen.

| | Yogasequenz 2 | Yogasequenz 3 | Yogasequenz 4 | Yogasequenz 5 | Yogasequenz 6 (mittelschwer) |
|---|---|---|---|---|---|
| **Anfangsentspannung:** | | | | | |
| | Kutschersitz (leicht) oder Totenstellung (mittelschwer) | Kutschersitz (leicht) oder Totenstellung (mittelschwer) | Kutschersitz (leicht) oder Totenstellung (mittelschwer) | Kutschersitz (leicht) oder Totenstellung (mittelschwer) | Kutschersitz (leicht) oder Totenstellung (mittelschwer) |
| **Aufwärmübungen:** | | | | | |
| Übung 1 | Berg | Berg | Berg | Berg | Berg |
| Übung 2 | Katze | Katze | Katze | Katze | Katze |
| **Hauptübungen:** | | | | | |
| Rücken eher Hohlkreuz | Kamel | Kobra | Fisch | Krieger I | Schiefe Ebene |
| Rücken eher rund | Zange | Rumpfbeuge im Stehen | Beinstreckung | Zange | Pflug |
| Rücken gedreht / neutral | Dreieck | Krieger III | Glückliches Baby | Dreieck | Kerze |
| Rücken eher Hohlkreuz | | Brett mit gebeugten Armen | | Kuhgesicht | |
| Rücken eher rund | | | Stellung des Kindes | | |
| Rücken gedreht / neutral | Kuhgesicht | | | | Krieger II |
| **Atemübung:** | | | | | |
| | Vollatmung | S-Laut-Atmung | Vollatmung | S-Laut-Atmung | Wechselatmung |
| **Konzentrationsübung:** | | | | | |
| | Baum | Baum | Baum | Baum | Baum |
| **Abschlussentspannung:** | | | | | |
| | Atem-Meditation | Atem-Meditation | Atem-Meditation | Atem-Meditation | Atem-Meditation |

# Yogaübungen

Grundhaltungen S. 42

Handhaltungen S. 48

Entspannungsübungen S. 50

Atemübungen S. 64

Körperübungen S. 78

# Yogastand – Tadasana

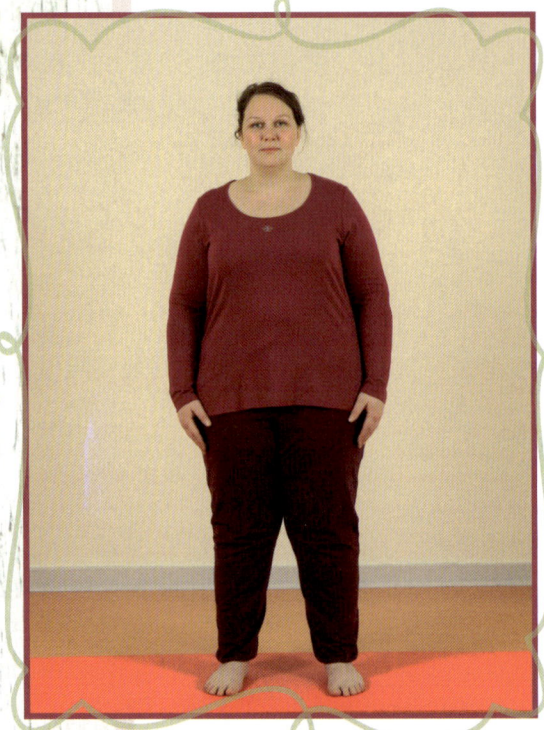

➔ Knie locker,
➔ Rücken und Nacken gestreckt.

**Ausführung:**

1. Stellen Sie sich aufrecht hin. Ihre Füße stehen hüftbreit nebeneinander.
2. Ihr Gewicht ist gleichmäßig auf beide Füße verteilt.
3. Kippen Sie das Becken leicht nach vorne, und spannen Sie die Gesäßmuskulatur an.
4. Die Knie bleiben locker und weich.
5. Spannen Sie die Oberschenkel an.
6. Strecken Sie Rücken und Nacken, als ob Sie an einem Faden hängen würden.

7. Lassen Sie die Schultern locker.
8. Heben Sie das Brustbein leicht an.
9. Ziehen Sie den Bauch ein.
10. Lassen Sie die Arme gerade am Körper herunterhängen. Die Handinnenseiten zeigen zu den Oberschenkeln.
11. Ihr Gesicht ist entspannt.
12. Heben Sie das Kinn leicht an. Schauen Sie geradeaus.

# Vierfüßler-stand

→ Kopf, Hals und Rücken
 in einer Linie,
→ zum Boden schauen.

**Ausführung:**

1. Knien Sie sich auf
   den Boden. Die
   Unterschenkel
   sind hüftbreit
   nebeneinander.

*Tipp Legen Sie sich eine gefaltete
Decke unter, um die Knie zu schonen.*

2. Die Füße liegen mit dem
   Fußrücken auf dem Boden.
   Bei Neigung zu Krämpfen stellen
   Sie Ihre Zehen auf.
3. Setzen Sie Ihre Hände
   schulterbreit auf dem Boden ab.
   Die Fingerspitzen zeigen dabei
   nach vorne.

*Tipp Legen Sie bei Handgelenks-
problemen eine gerollte Decke unter Ihre
Handflächen.*

4. Strecken Sie Ihre Arme durch.
5. Halten Sie den Rücken gerade.
6. Der Hals ist gestreckt. Schauen Sie
   zum Boden.

**Hilfsmittel:** 2 Decken (eventuell)

**Vorsicht bei:**
- Knieproblemen,
- Handgelenksproblemen.

# Fersensitz – Vajrasana

→ Gesäß auf den Fersen,
→ Rücken aufgerichtet.

**Ausführung:**

1. Knien Sie sich auf den Boden. Die Unterschenkel sind hüftbreit nebeneinander.
2. Die Füße liegen mit dem Fußrücken auf dem Boden.
3. Setzen Sie sich langsam auf Ihre Fersen.

*Tipp* Sie können ein Sitzkissen benutzen, damit Ihr Körpergewicht nicht auf den Fersen lastet.

4. Halten Sie den Rücken gerade.
5. Der Hals ist gestreckt. Schauen Sie geradeaus.
6. Legen Sie Ihre Handflächen auf die Oberschenkel.

**Hilfsmittel:** 1 Sitzkissen (eventuell)

**Vorsicht bei:**
• Knieproblemen,
• Fußproblemen,
• rheumatoider Arthritis (Gelenksentzündung).

# Schneidersitz – Sukhasana

➔ Rücken gerade,
➔ Knie durch Füße gestützt.
➔ Rücken gerade.
➔ Knie durch Blöcke gestützt.

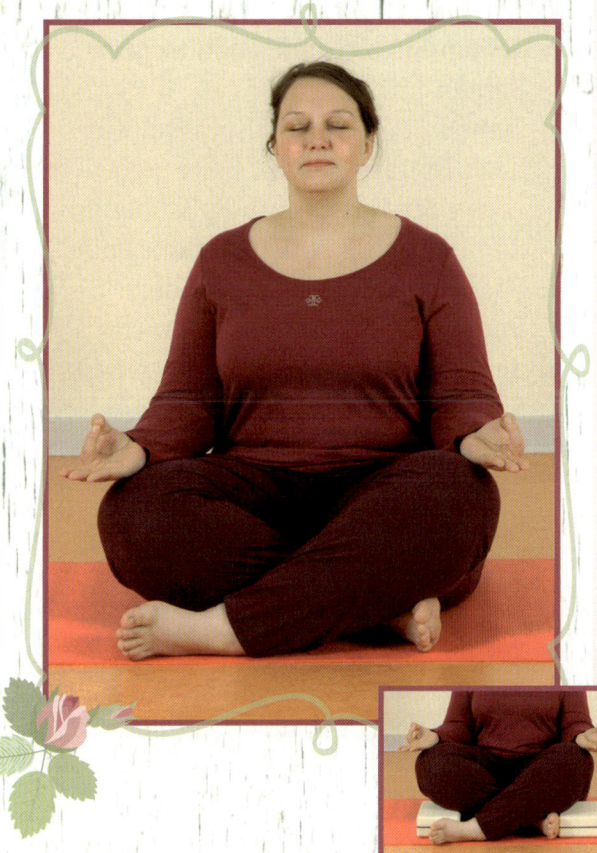

**Hilfsmittel:**
2 Blöcke (eventuell)

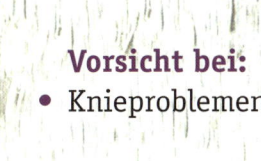

**Vorsicht bei:**
• Knieproblemen

## Ausführung:

1. Setzen Sie sich auf den Boden.
2. Ziehen Sie Ihre Gesäßmuskulatur nach hinten und zur Seite weg.
3. Legen Sie Ihren rechten Fuß unter den linken Oberschenkel. Die linke Fußsohle zeigt nach außen.
4. Legen Sie Ihren linken Fuß an den rechten Unterschenkel. Die Fußsohle zeigt ebenfalls nach außen.
5. Lassen Sie Ihre Unterschenkel auf den Füßen ruhen. Sollte dies nicht möglich sein, legen Sie die Unterschenkel auf Blöcken ab.
6. Legen Sie Ihre Hände auf die Knie. Wählen Sie eine der folgenden Handhaltungen:
   • *Geste der Weisheit und des Wissens* (siehe S. 49),
   • *Kniebedeckende Handhaltung* (siehe S. 48),
   • *Offene Handhaltung* (siehe S. 48).
7. Strecken Sie Rücken und Nacken, als ob Sie an einem Faden hängen würden.
8. Halten Sie den Kopf gerade. Das Kinn ist leicht angehoben.
9. Entspannen Sie Schultern, Arme und Gesicht.
10. Schließen Sie Ihre Augen.
11. Atmen Sie ruhig durch die Nase in den Bauch hinein.

# Vollkommener Sitz – Siddhasana

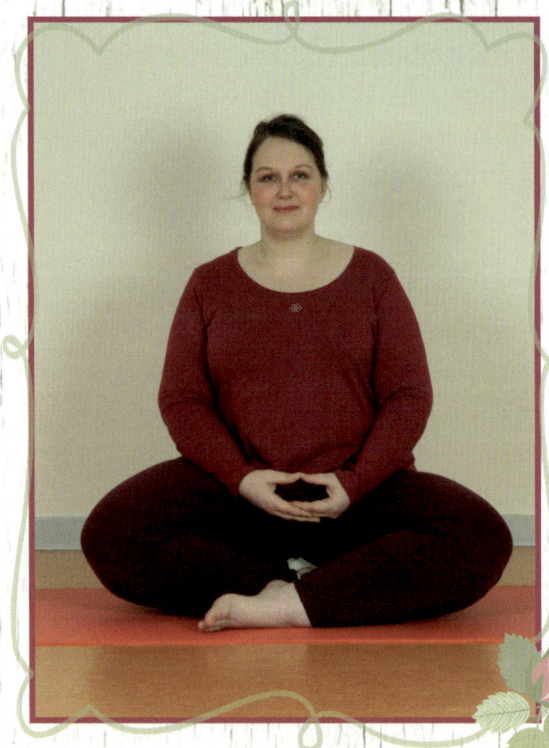

**Vorsicht bei:**
* Knieproblemen

➔ Knie liegen nahezu auf dem Boden,
➔ Rücken gerade.

**Ausführung:**
1. Setzen Sie sich mit gegrätschten Beinen hin.
2. Ziehen Sie Ihre Gesäßmuskulatur nach hinten und zur Seite weg.
3. Legen Sie Ihre rechte Fußsohle an den Oberschenkel des linken Beins.
4. Das rechte Knie muss auf dem Boden bleiben. Wenn dies nicht der Fall ist, setzen Sie sich auf ein Sitzkissen, und rutschen Sie so weit nach vorne, bis das Knie den Boden berührt.
5. Das linke Bein wird nun ebenfalls gebeugt.
6. Der linke Fuß wird ganz vorsichtig vor den rechten Unterschenkel gelegt. Wenn es möglich ist, können Sie ihn auch auf Ihren Unterschenkel legen, sodass er in der Öffnung, die sich zwischen Oberschenkel und Wade gebildet hat, zu liegen kommt.
7. Halten Sie Ihren Rücken gerade.
8. Halten Sie den Kopf gerade.
9. Verwenden Sie als Handhaltung *Geste der Meditation* (siehe S. 49).
10. Schließen Sie die Augen. Kommen Sie zur Ruhe, indem Sie sich nur auf sich selbst besinnen.
11. Atmen Sie tief ein und aus.

**Hilfsmittel:** 1 Sitzkissen

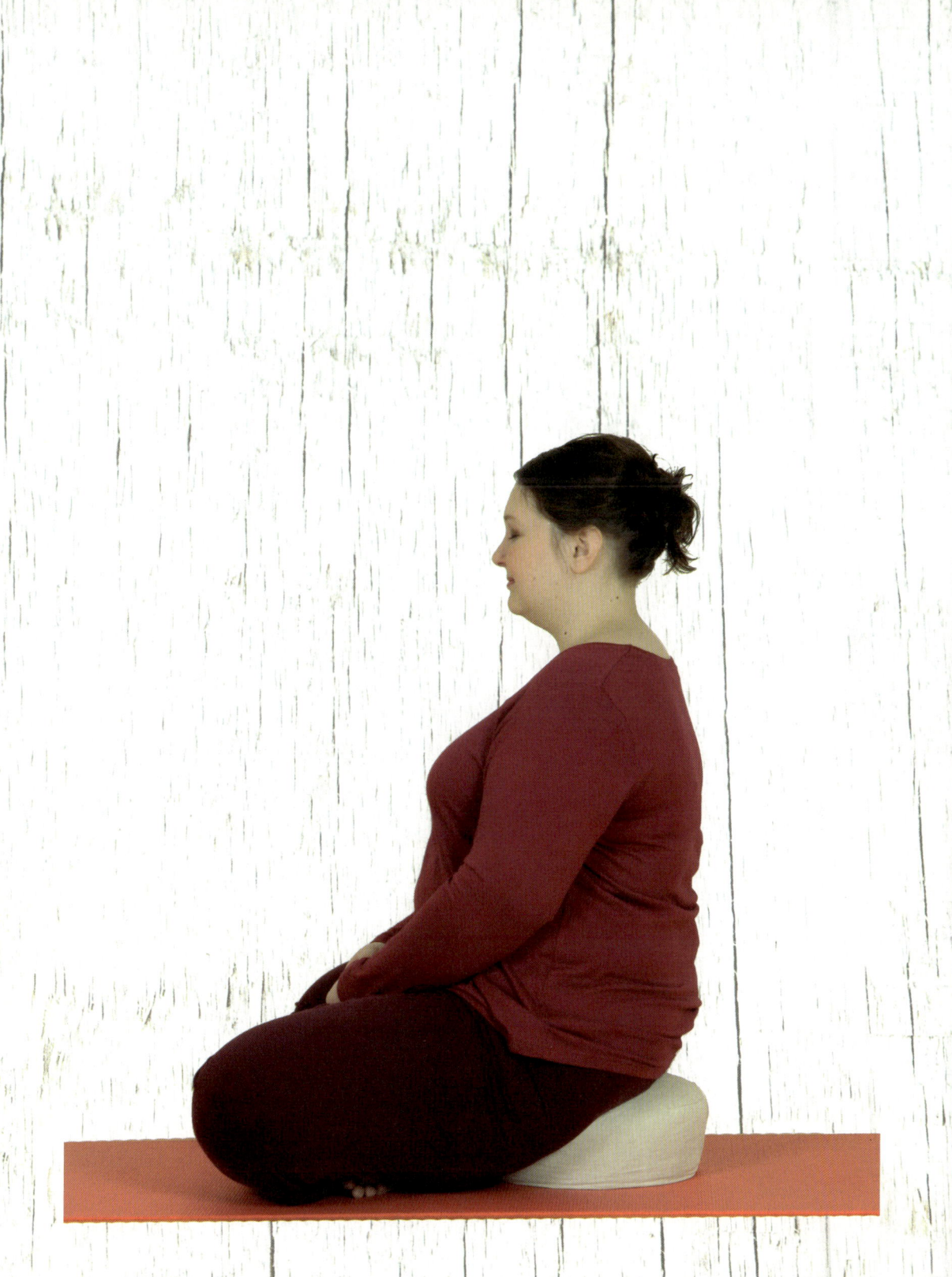

### Kniebedeckende Handhaltung

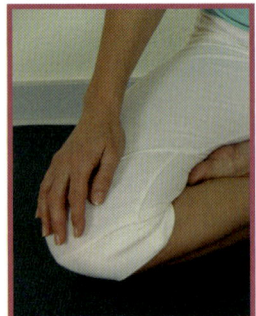

Setzen Sie sich bequem hin. Legen Sie Ihre Hände mit den Handflächen nach unten auf die Knie. Lassen Sie dabei alle Finger locker. Die Wärme der Hand lässt eine angenehme Entspannung entstehen.

### Offene Handhaltung

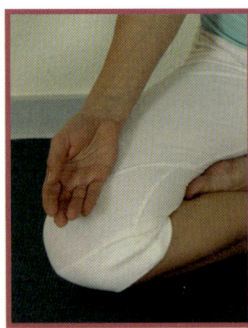

Legen Sie Ihre Hände mit den Handrücken auf die Knie. Öffnen Sie die Hände, und lassen Sie dabei alle Finger locker. Altes wird losgelassen, um Neues zu empfangen.

## Geste der Weisheit und des Wissens –
### Jnana-Mudra

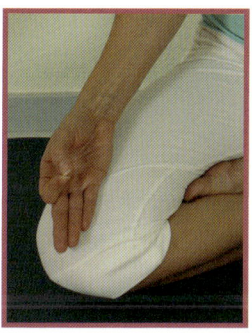

Legen Sie Ihre Hände mit den Handrücken auf die Knie. Bilden Sie durch das Zusammenlegen der Fingerspitzen mit Daumen und Zeigefinger einen Kreis. Strecken Sie die anderen Finger aus. Bei dieser Handhaltung wird das persönliche Selbst mit dem Göttlichen verbunden.

## Geste der Meditation –
### Dhyani-Mudra

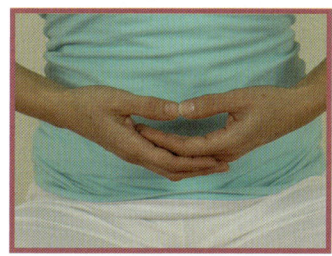

Legen Sie Ihre rechte Hand vor Ihrem Bauch unter die linke. Dabei zeigen die Handflächen nach oben, die Finger sind ausgestreckt. Die nicht abgespreizten Daumen berühren sich und bilden eine Linie. Es entsteht eine Art Schale. Diese Pose unterstützt die Meditation. Sie bringt Ruhe und Klarheit im Hier und Jetzt.

## Geste der Anbetung und des Grußes –
### Anjali-Mudra

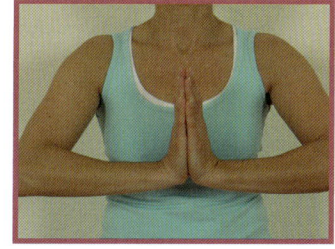

Die Handflächen werden aneinandergelegt und die Hände vor der Brust erhoben. Dabei liegen die Handflächen fest aufeinander, die Fingerspitzen zeigen nach oben. Die Daumen drücken leicht gegen das Brustbein. Diese Handhaltung kann man als Hochachtung gegenüber dem Göttlichen und Menschlichen verstehen. Als Gruß des Herzens hilft sie auch bei der Zentrierung im Herzbereich.

## Tempelpose / Geste der höchsten Erleuchtung –
### Uttarabodhi

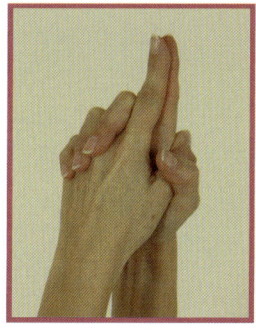

Falten Sie Ihre Hände. Strecken Sie beide Zeigefinger, gegeneinander liegend, nach oben aus. Diese Handhaltung hilft dabei, bewusst zu machen, dass aus der Dualität eine Ganzheit entstehen kann.

# Atem-Meditation

**Wirkung:**
- Beruhigt den Geist,
- bringt Klarheit,
- stärkt die Verbindung zur inneren Stimme.

**Wirkungsweise:**
Durch die innere Versenkung wird der Geist zentriert. Das vegetative Nervensystem kann sich entspannen, und Ruhe und Gelassenheit können einkehren. Deshalb bringt sie bei regelmäßigem Praktizieren großen Nutzen bei nervöser Anspannung, Schlaflosigkeit und psychosomatischen Erkrankungen. Die Meditation führt zu einem verlangsamten Stoffwechsel und verlangsamt den Herzschlag, sodass der Blutdruck sinken kann.
Durch die Konzentration auf das eigene Innere können Bedürfnisse besser wahrgenommen werden. Die Kraftreserven werden wieder aufgeladen, und das Konzentrations- und Leistungsvermögen steigen an.

Während der Meditation werden vermehrt körpereigene Substanzen abgegeben, die beispielsweise Glücksgefühle auslösen und das Schmerzempfinden herabsenken. Deshalb ist die Atem-Meditation auch bei chronischen Schmerzen zu empfehlen.
Es gibt verschiedene Arten von Meditation. Nachstehend wird eine Form der Atem-Meditation vorgestellt, die zu einer gleichmäßigen und vertieften Atmung und einer Entspannung des Geistes führen soll.

**Vorsicht bei:**
- Depressionen,
- Einnahme von Psychopharmaka,
- geistigen Störungen.

➜ Rücken gerade,
➜ Kinn leicht zum Brustbein hin geneigt.

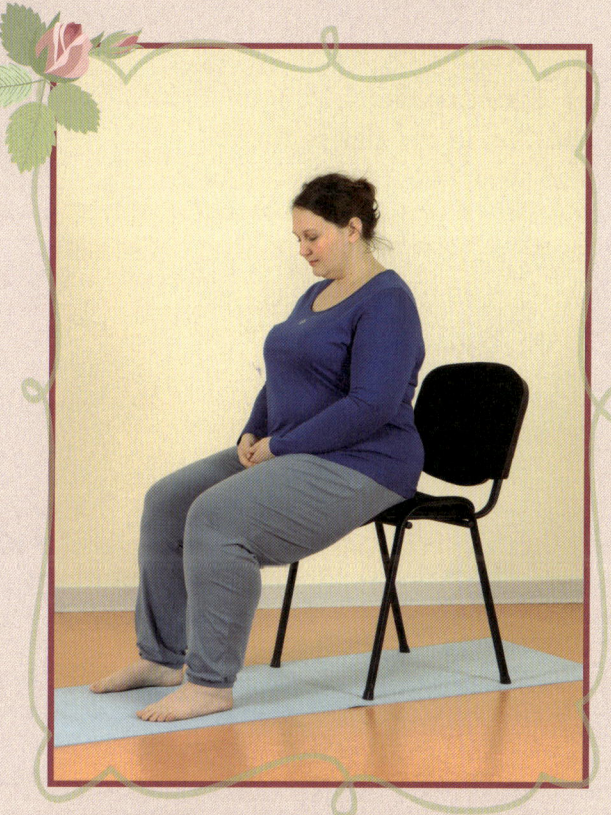

### Ausführung:

1. Setzen Sie sich auf einen Stuhl, und stellen Sie beide Füße hüftbreit nebeneinander auf den Boden.
2. Ziehen Sie Ihre Gesäßmuskulatur nach hinten und zur Seite weg.
3. Lehnen Sie sich nicht an. Das stört den Energiefluss.
4. Strecken Sie Rücken und Nacken, als ob Sie an einem Faden hängen würden.
5. Halten Sie den Kopf gerade. Das Kinn ist leicht geneigt.
6. Wählen Sie eine der folgenden Handhaltungen:
   - *Geste der Weisheit und des Wissens* (siehe S. 49),
   - *Geste der Meditation* (siehe S. 49).
7. Schließen Sie die Augen.
8. Beobachten Sie Ihre Atmung, ohne sie zu beeinflussen. Verfolgen Sie, wie sich Ihr Bauch hebt und senkt.
9. Wenn Sie gedanklich abschweifen, kehren Sie immer wieder zu Ihrer Atmung zurück.

**Dauer:** mindestens 5 Minuten, gerne auch länger.

**Hilfsmittel:** 1 Stuhl

→ Rücken gerade,
→ Kinn leicht abgesenkt.

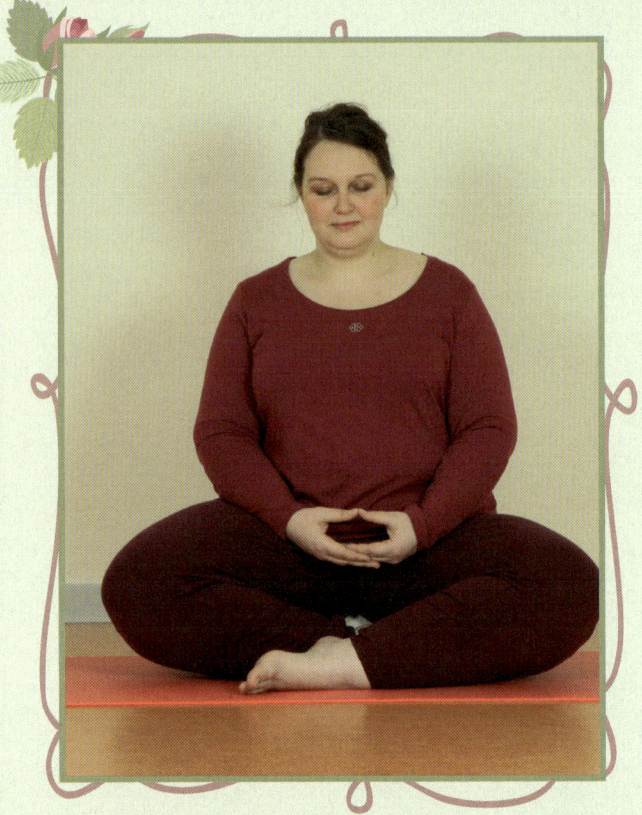

**Ausführung:**

1. Setzen Sie sich auf den Boden. Wählen Sie eine der folgenden Sitzhaltungen:
   - *Vollkommener Sitz* (siehe S. 46),
   - *Schneidersitz* (siehe S. 45).
2. Strecken Sie Rücken und Nacken, als ob Sie an einem Faden hängen würden.
3. Halten Sie den Kopf gerade. Das Kinn ist leicht geneigt.
4. Wählen Sie eine der folgenden Handhaltungen:
   - *Geste der Weisheit und des Wissens* (siehe S. 49),
   - *Geste der Meditation* (siehe S. 49).
5. Schließen Sie die Augen.
6. Beobachten Sie Ihre Atmung, ohne sie zu beeinflussen. Verfolgen Sie, wie sich Ihr Bauch hebt und senkt.
7. Wenn Sie gedanklich abschweifen, kehren Sie immer wieder zu Ihrer Atmung zurück.

**Dauer:** mindestens 5 Minuten, gerne auch länger

**Hilfsmittel:** 1 Sitzkissen
2 Blöcke (eventuell)

➜ Rücken gerade,
➜ Kinn leicht abgesenkt.

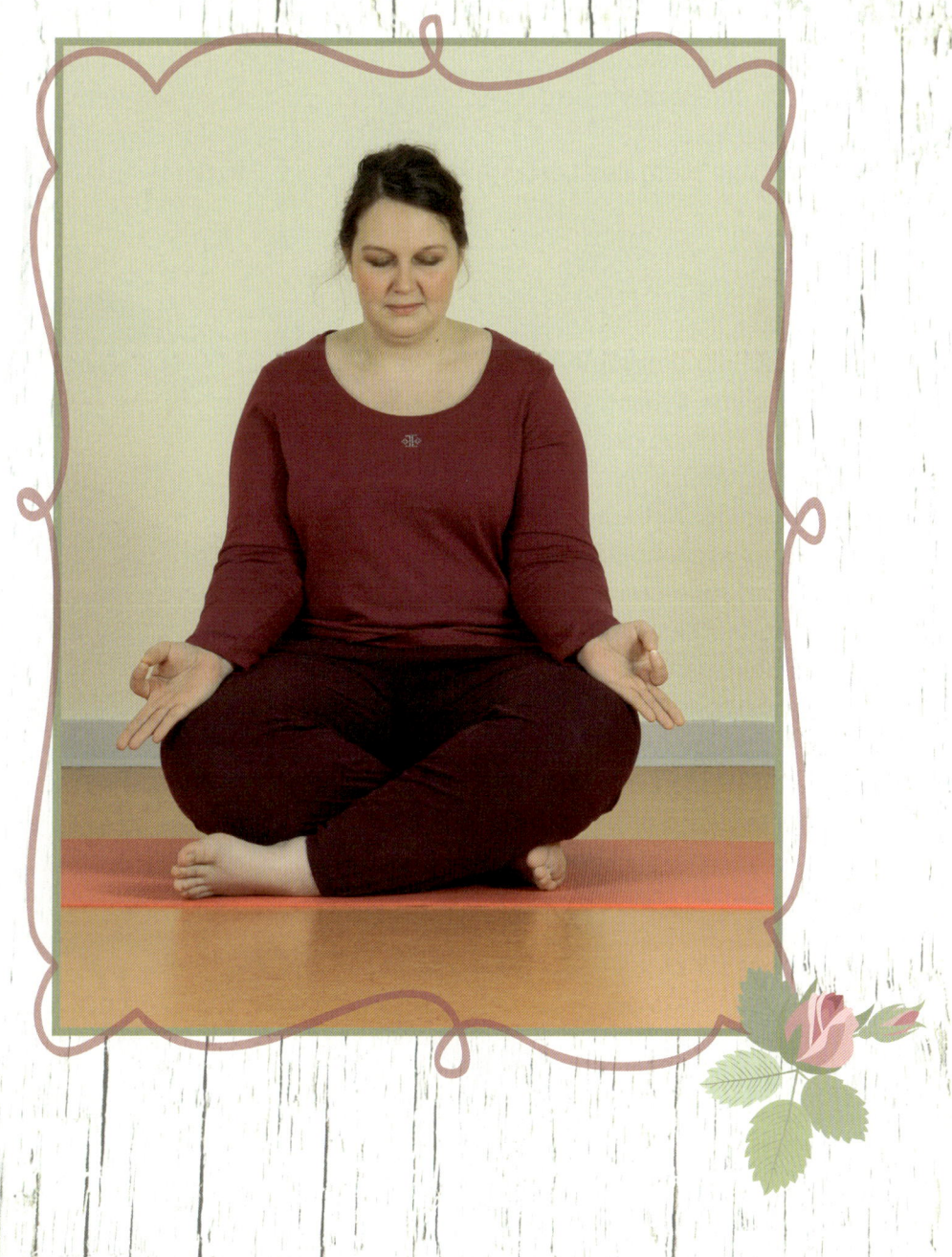

# Krokodilsentspannung

**Wirkung:**
- Lockerung der Gelenke,
- Entspannung der Becken- und Schultermuskulatur,
- körperliches und mentales Loslassen.

→ Füße hüftbreit auseinander,
→ Fersen berühren den Boden, Zehen zeigen nach oben.
→ Arme angewinkelt.

**Wirkungsweise:**
Durch das Aufstellen der Beine und Arme werden die Gelenke erst gebeugt und mit der anschließenden Position gestreckt. Durch diesen Bewegungsablauf wird die Gelenkflüssigkeit angeregt. Während der Ausatmung sinken nicht nur Arme und Beine zu Boden, sondern der Kopf soll ebenfalls eine leichte Nein-Bewegung machen, wodurch sich auch der Schultergürtel entspannen kann.
Durch das körperliche An- und Entspannen können auch geistige und seelische Belastungen losgelassen werden. So kann eine ganzheitliche Entspannung erfolgen.

➜ Arme und Beine gerade
und entspannt,
➜ Kopf hängt locker
nach unten.

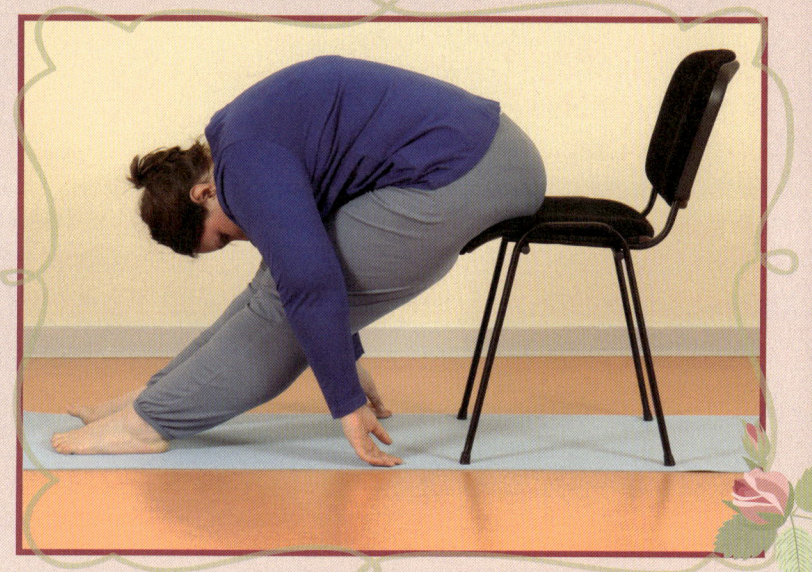

## Ausführung:

1. Stellen Sie einen Stuhl auf eine rutschfeste Unterlage oder mit der Rückenlehne an die Wand, damit er nicht wegrutschen kann.
2. Setzen Sie sich auf die Vorderkante des Stuhls, und stellen Sie beide Füße hüftbreit nebeneinander auf den Boden.
3. Ziehen Sie Ihre Gesäßmuskulatur nach hinten und zur Seite weg.
4. Schauen Sie geradeaus.
5. Heben Sie Ihre Zehen an. Die Fersen berühren den Boden.
6. Winkeln Sie Ihre Arme an. Die Hände befinden sich auf Schulterhöhe. Die Handflächen sind nach vorne gerichtet. Die Fingerspitzen zeigen zur Decke.
7. Schließen Sie die Augen.
8. Entspannen Sie Ihr Gesicht.
9. Atmen Sie ruhig durch die Nase in den Bauch hinein.
10. Schieben Sie Ihre Füße mit der Ausatmung mit Schwung über den Boden, bis die Beine gestreckt sind.
11. Gleichzeitig lassen Sie Ihren Oberkörper nach vorne fallen und den Kopf sanft nach vorne sinken. Machen Sie leichte Nein-Bewegungen. Bei Problemen mit der Halswirbelsäule sollte der Kopf stattdessen eine gerade Verlängerung der Halswirbelsäule bilden.
12. Ebenfalls gleichzeitig lassen Sie auch Ihre Arme in Richtung Boden fallen und auspendeln. Die Handflächen zeigen nach hinten.
13. Lassen Sie bewusst seelisch Belastendes los, indem Sie es innerlich von sich wegschieben bzw. fallen lassen.

**Dauer:** insgesamt 5 Mal, gerne auch öfter

**Hilfsmittel:** 1 Stuhl

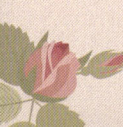

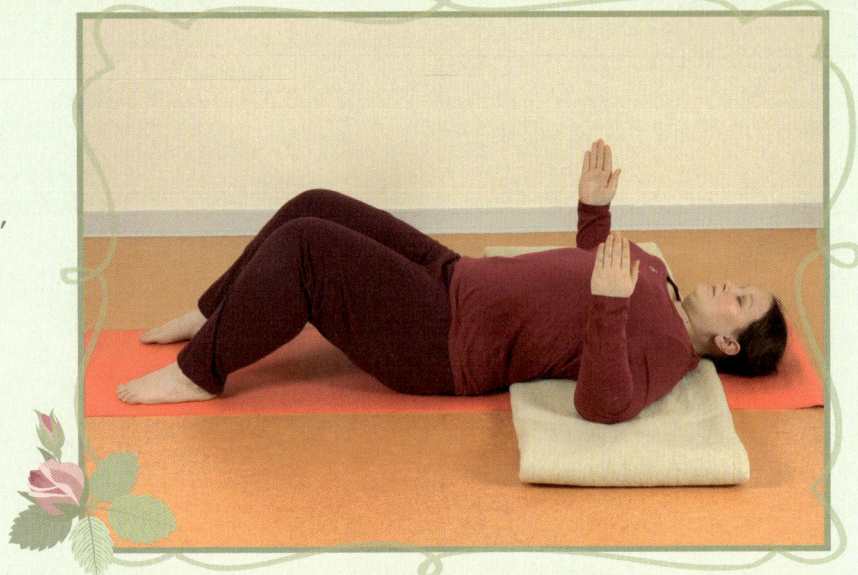

→ Beine hüftbreit
  auseinander,
→ Ellbogen aufgestellt,
→ Kopf gerade.

## Ausführung:

1. Legen Sie eine gefaltete Decke auf den Bereich der Matte, auf dem Ihre Schultern und Arme liegen, sodass ein kleines »t« entsteht.
2. Legen Sie sich auf den Rücken. Ihre Beine liegen hüftbreit nebeneinander.
3. Beugen Sie das Kinn leicht in Richtung Hals, während der Hinterkopf weiterhin auf der Unterlage ruht.
   Damit strecken Sie den Nacken.

*Tipp* *Falls Sie mit dem Kopf nicht flach liegen können, legen Sie sich ein Kissen unter.*

4. Ihre Schultern liegen entspannt am Boden.
5. Stellen Sie Ihre Beine hüftbreit auf.
6. Legen Sie Ihre Handflächen auf die Brust. Die Ellbogen liegen auf dem Boden.
7. Stellen Sie Ihre Unterarme senkrecht auf. Die Handflächen zeigen zueinander, die Fingerspitzen zur Decke.
8. Schließen Sie die Augen.
9. Entspannen Sie Ihr Gesicht.
10. Atmen Sie ruhig durch die Nase in den Bauch hinein.
11. Schieben Sie mit der Ausatmung Ihre Füße mit Schwung über den Boden, bis die Beine gerade liegen.
12. Gleichzeitig lassen Sie Ihre Arme in Schulterhöhe zum Boden fallen. Die Handflächen zeigen nach oben.
13. Ebenfalls gleichzeitig führen Sie leichte Nein-Bewegungen mit dem Kopf aus.
14. Lassen Sie bewusst seelisch Belastendes los, indem Sie es von sich wegschieben bzw. fallen lassen.

**Dauer:** insgesamt 5 Mal, gerne auch öfter

**Hilfsmittel:** 1 Decke
1 Kissen (eventuell)

→ Arme und Beine ausgestreckt,
→ Kopf, Hals und Schultern
   entspannt.

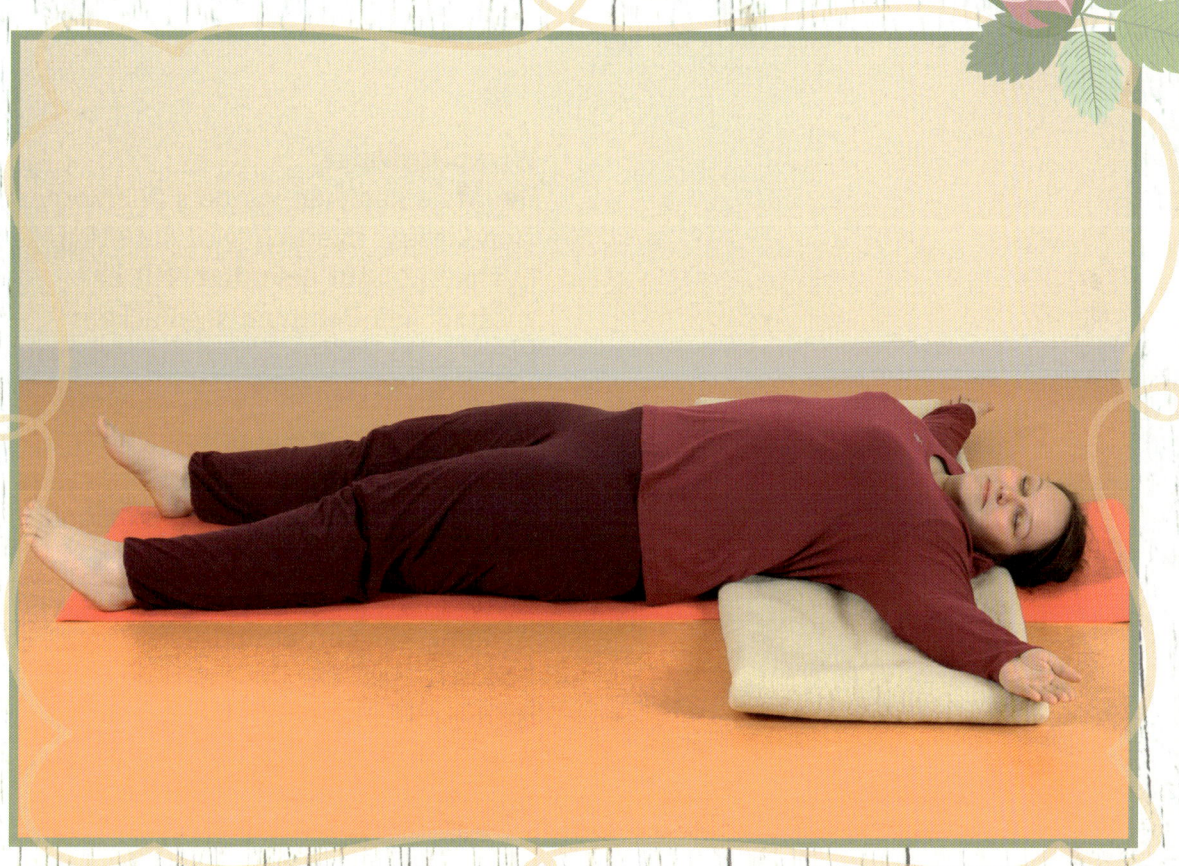

# Kutschersitz

**Wirkung:**

- Dehnt Brustkorb und Rücken,
- gut gegen Husten, Asthma und Atembeschwerden,
- bringt Entspannung, besonders für den Rücken.

**Wirkungsweise:**

Die Arme kommen vor dem Oberkörper zum Liegen. Dadurch wird die Atemhilfsmuskulatur gefordert. Mit der zusätzlichen Dehnung des Rückens kann so eine bessere Atmung erfolgen. Das Aufnahmevolumen der Lungen steigt an, und verengte Bronchien können sich weiten. Dies ist besonders hilfreich, wenn ein Abhusten gefördert werden soll.

Die Übung hat eine entspannende Wirkung auf Körper und Geist. Dadurch, dass der Rücken rund wird, ist diese Übung besonders gut als Ausgleichsübung geeignet, wenn ihr Hohlkreuzübungen vorausgehen.

→ Beine hüftbreit aus-
einander,
→ Ellbogen auf den
Knien,
→ Kopf hängt locker
leicht nach unten.

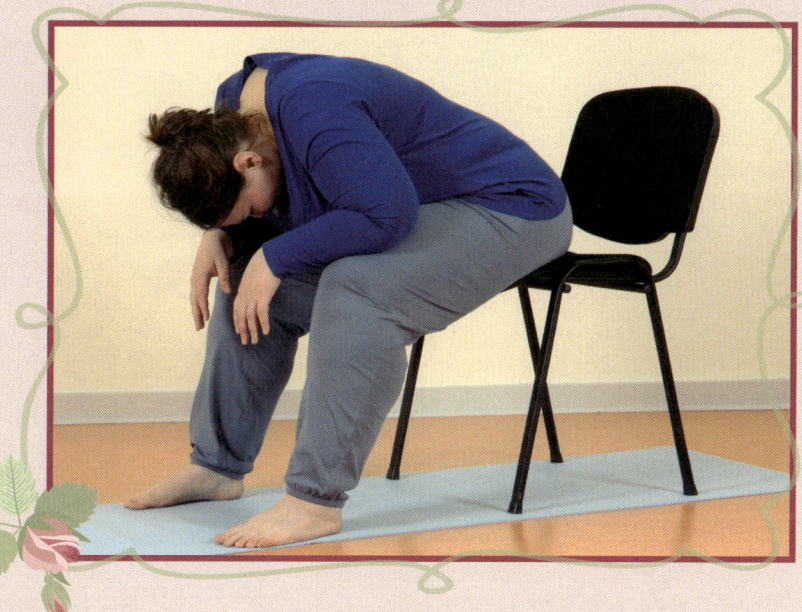

## Ausführung:

1. Setzen Sie sich auf einen Stuhl,
und stellen Sie beide Füße hüftbreit
nebeneinander auf den Boden.
2. Ziehen Sie Ihre Gesäßmuskulatur
nach hinten und zur Seite weg.
3. Ihre Fußsohlen stehen komplett
auf dem Boden.
4. Legen Sie Ihre Ellbogen auf die
Knie. Die Unterarme zeigen leicht
zur Mitte. Die Hände hängen locker
herunter.
5. Lassen Sie den Kopf sanft nach
vorne sinken. Bei Problemen
mit der Halswirbelsäule sollte
er eine gerade Verlängerung der
Halswirbelsäule bilden.

6. Schließen Sie die Augen.
7. Entspannen Sie Ihr Gesicht.
8. Atmen Sie langsam durch die
Nase in den Bauch hinein ein und
aus. Dabei heben und senken sich
Brustkorb und Bauch.
9. Entspannen Sie sich.
10. Lassen Sie bewusst los.
11. Wiederholen Sie die obigen Schritte
für mindestens 5 Atemzyklen, gerne
auch öfter. Entspannen Sie sich
dabei mehr und mehr.

**Dauer:** 1 Mal

**Hilfsmittel:** 1 Stuhl

→ Beine hüftbreit ausein-
ander,

→ Kopf liegt locker auf
Armen,

→ Rücken leicht rund.

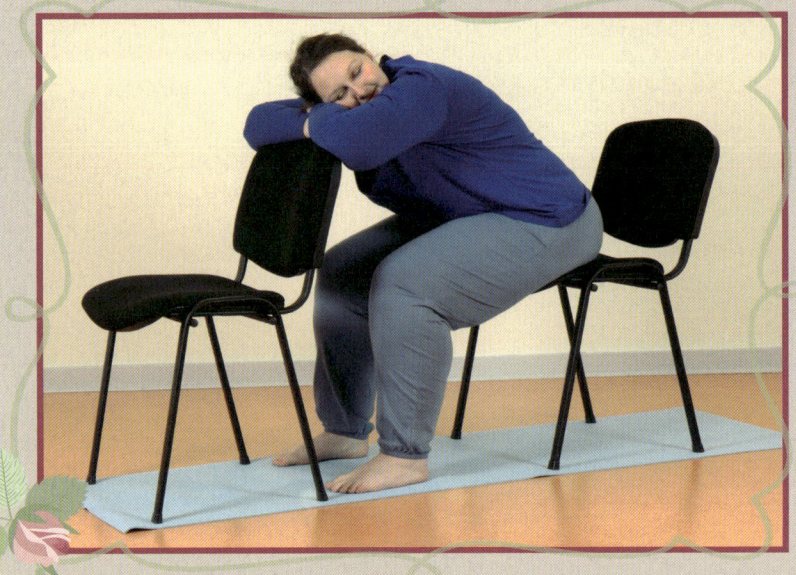

### Ausführung:

1. Stellen Sie 2 Stühle hintereinander auf eine rutschfeste Unterlage.
2. Setzen Sie sich auf den hinteren Stuhl, und stellen Sie beide Füße hüftbreit nebeneinander auf den Boden.
3. Ziehen Sie Ihre Gesäßmuskulatur nach hinten und zur Seite weg.
4. Ihre Fußsohlen stehen komplett auf dem Boden.
5. Legen Sie Ihre Unterarme und Hände übereinander auf der Lehne des vorderen Stuhls ab.
6. Legen Sie Ihren Kopf auf die Arme.
7. Runden Sie leicht Ihren Rücken.
8. Schließen Sie die Augen.
9. Entspannen Sie Ihr Gesicht.
10. Atmen Sie ruhig durch die Nase in den Bauch hinein ein und aus. Dabei heben und senken sich Brustkorb und Bauch.
11. Entspannen Sie sich.
12. Lassen Sie bewusst los.
13. Wiederholen Sie die obigen Schritte für mindestens 5 Atemzyklen, gerne auch öfter. Entspannen Sie sich dabei mehr und mehr.

**Dauer:** 1 Mal

**Hilfsmittel:** 2 Stühle

→ Beine hüftbreit aus-
  einander,
→ Arme liegen entspannt
  auf den Schienbeinen,
→ Kopf hängt locker
  leicht nach unten.

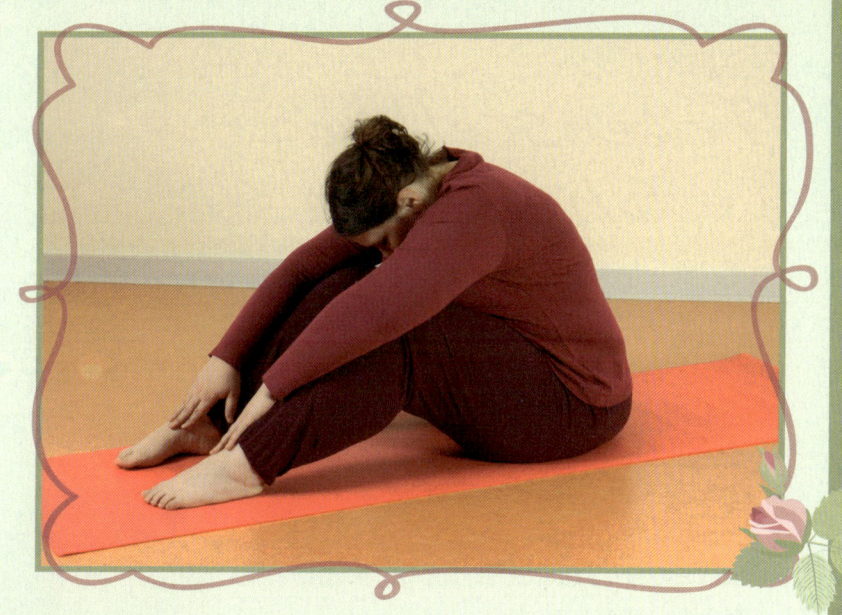

## Ausführung:

1. Setzen Sie sich auf den Boden, und legen Sie beide Beine hüftbreit nebeneinander.
2. Ziehen Sie Ihre Gesäßmuskulatur nach hinten und zur Seite weg.
3. Winkeln Sie Ihre Beine an.
4. Ihre Fußsohlen stehen komplett auf dem Boden.
5. Legen Sie Ihre Unterarme auf den Schienbeinen ab.
6. Lassen Sie die Hände leicht in Richtung Boden hängen. Die Fingerspitzen zeigen zu den Innenknöcheln.
7. Senken Sie den Kopf sanft nach vorne ab. Bei Problemen mit der Halswirbelsäule sollte er eine gerade Verlängerung der Halswirbelsäule bilden.
8. Schließen Sie die Augen.
9. Entspannen Sie Ihr Gesicht.
10. Atmen Sie ruhig durch die Nase in den Bauch hinein ein und aus. Dabei heben und senken sich Brustkorb und Bauch.
11. Entspannen Sie sich.
12. Lassen Sie bewusst los.
13. Wiederholen Sie die obigen Schritte für mindestens 5 Atemzyklen, gerne auch öfter. Entspannen Sie sich dabei mehr und mehr.

**Dauer:** 1 Mal

# Totenstellung – Shavasana

## Wirkung:

- Totale Entspannung für Körper, Geist und Seele,
- diese Übung wirkt verjüngend auf Körper und Geist.
- Durch das ruhige Liegen entspannt sich die Becken- und die Schultermuskulatur.

## Wirkungsweise:

Bei der Tiefenentspannung werden Impulse gegeben, die dabei helfen sollen, Stresshormone abzubauen und Glückshormone auszuschütten. Diese Asana wirkt gut bei nervositäts- und stressbedingten Krankheiten. Hierzu zählen unter anderem ein Reizdarm, Magengeschwüre und viele weitere Magen- und Verdauungsprobleme. Deshalb kann diese Übung sehr gut prophylaktisch ausgeübt werden, um erst gar nicht stressbedingt krank zu werden.
Der Körper entspannt sich, und das vegetative Nervensystem wird harmonisiert. Die Selbstheilungskräfte können mobilisiert und gestärkt werden. Kreislauf und Blutgefäße beruhigen sich. Deshalb kann diese Übung bei Bluthochdruck und Kopfschmerzen hilfreich sein.
Es ist die wichtigste Entspannungsübung zum Thema Loslassen.

→ Beine hüftbreit auseinander,
→ Arme abgewinkelt vom Körper,
→ Kopf liegt mittig, Hals ist gestreckt.

## Ausführung:

1. Legen Sie sich auf den Rücken. Ihre Beine liegen hüftbreit nebeneinander.

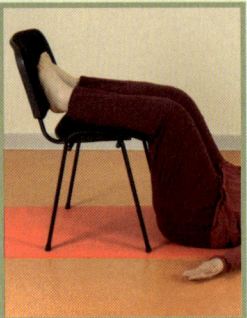

*Tipp Legen Sie bei Rückenschmerzen eine gerollte Decke unter die Knie, oder legen Sie Ihre Unterschenkel auf der Sitzfläche eines Stuhls ab.*

2. Lassen Sie Ihre Zehen entspannt nach außen fallen.
3. Beugen Sie das Kinn leicht in Richtung Hals, während Sie auf dem Hinterkopf aufliegen. Damit strecken Sie den Nacken.

*Tipp Falls Sie mit dem Kopf nicht flach liegen können, legen Sie sich ein Kissen unter.*

4. Ihre Schultern liegen entspannt am Boden.
5. Ihre Arme liegen abgewinkelt vom Körper. Die Handflächen zeigen nach oben.
6. Schließen Sie die Augen.
7. Entspannen Sie Ihr Gesicht.
8. Atmen Sie ruhig durch die Nase in den Bauch hinein ein und aus. Dabei heben und senken sich Brustkorb und Bauch.

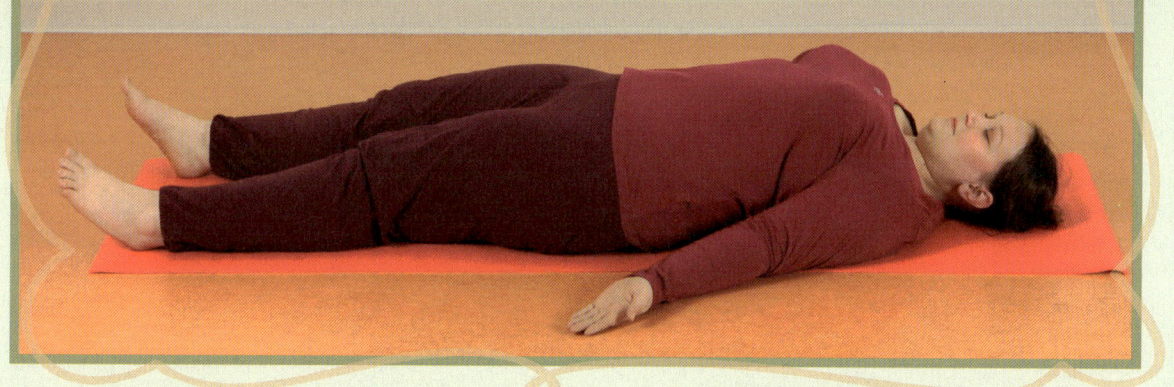

1. Fühlen Sie, wie Sie ganz schwer werden.
2. Stellen Sie sich vor, in den Boden zu sinken.
3. Lassen Sie bewusst los.
   - Beginnen Sie mit Ihrem äußeren Körper. Gehen Sie in Gedanken alle Körperteile der Reihe nach durch:
   Zehen, Fußsohlen, Fußrücken, Fersen, Knöchel, Waden, Knie, Schenkel, Gesäß, Unterleib, Bauch, Brust, unterer, mittlerer, oberer Rücken, Schultern, Oberarme, Ellbogen, Unterarme, Handgelenke, Handflächen, Handrücken, Daumen, Finger, Hals, Nacken, Hinterkopf, Kinn, Mund, Nase, Wangen, Ohren, Augen, Stirn und Kopfhaut.

*Tipp* Wenn es Ihnen schwerfällt, alle Körperteile einzeln durchzugehen, arbeiten Sie mit Körpergruppen: Füße, Beine, Unterleib, Bauch, Brust, Arme, Schultergürtel, Hals und Kopf.

- Verfahren Sie ebenso mit den inneren Organen. Gehen Sie in Gedanken alle der Reihe nach durch: Unterleibsorgane, Blase, Darm, Magen, Galle, Leber, Milz, Nieren, Herz, Lunge, die inneren Organe des Hals- und Rachenraumes und des Kopfes.

*Tipp* Wenn es Ihnen schwerfällt, alle inneren Organe einzeln durchzugehen, arbeiten Sie mit der groben Unterteilung Unterleib, Verdauung, Herz, Atmung und Kopf.

- Jetzt der Geist:
  Konzentrieren Sie sich nur noch auf Ihre Atmung. Aufkommende Gedanken lassen Sie ziehen, ohne sich damit zu beschäftigen. Kehren Sie immer wieder zu Ihrer Atmung zurück.

**Dauer:** mindestens 5 Minuten, gerne auch länger

**Hilfsmittel:** 1 Decke (eventuell)
1 Kissen (eventuell)
1 Stuhl (eventuell)

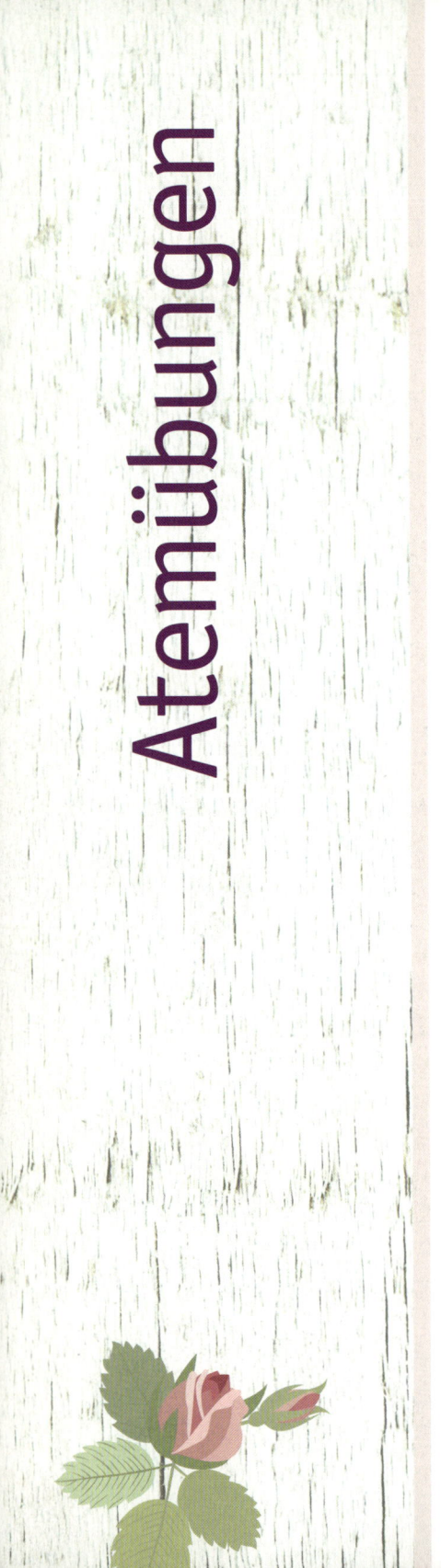

# Atemübungen

# HA-Atmung

**Wirkung:**
- Fördert die Verdauung,
- regt den Blutkreislauf an,
- entspannt den Rücken.

**Wirkungsweise:**
Die *HA-Atmung* reinigt die Atmungsorgane und kräftigt die Lungen.

Sie hilft, durch den Ausruf des Lautes »HA« körperliche und geistige Spannungen herauszulassen. Durch die bewusst stärkere Ein- und Ausatmung und die Beuge nach vorne wird die Verdauung angeregt.

Da der Kopf eine kurze Zeit herunterhängt, wird der Kopfbereich besser durchblutet und der Blutkreislauf angeregt. Die Atmung bringt dadurch Energie zurück.

Da die Arme und der Schultergürtel, der Schwerkraft ausgesetzt, nach unten hängen, können sich Hals- und Schultermuskulatur entspannen.

Die Knie- und Hüftgelenke werden durch die Bewegung besser durchblutet und geschmiert. So kann die Gelenkflüssigkeit besser zirkulieren.

**Vorsicht bei:**
- Unterleibs- und Bauchschmerzen,
- Schulterschmerzen.

→ Hände ziehen zur Decke.
→ Fersen bleiben am Boden.

→ Oberkörper ist gebeugt.
→ Arme sind auf Oberschenkel gestützt.
→ Kopf bildet eine gerade Verlängerung der Halswirbelsäule.

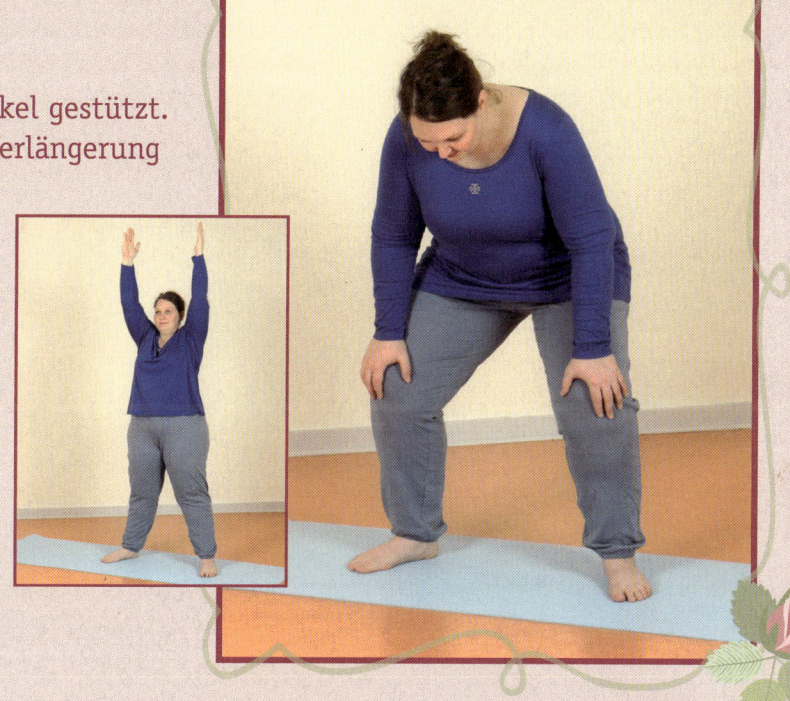

## Ausführung:

1. Stellen Sie sich mit leicht gegrätschten Beinen aufrecht hin. Die Fersen bleiben am Boden.
2. Atmen Sie ein, und heben Sie Ihre Arme hoch über den Kopf. Die Hände ziehen zur Decke. Die Handflächen zeigen zueinander.
3. Halten Sie den Atem 3 bis 5 Sekunden lang an.
4. Rufen Sie mit der Ausatmung den Laut »HA« aus.
5. Beugen Sie zeitgleich Ihren Oberkörper nach vorne. Ihr Kopf sollte dabei eine gerade Verlängerung der Halswirbelsäule bilden und nicht abgeknickt werden.
6. Stützen Sie sich mit Ihren Armen auf den Oberschenkeln ab.
7. Bleiben Sie in dieser Position, und entspannen Sie 3 bis 5 langsame Atemzüge.
8. Mit der Einatmung richten Sie sich langsam Wirbel für Wirbel auf, bis Sie wieder aufrecht stehen.

**Dauer:** mindestens 5 Mal, gerne auch öfter

65

→ Hände ziehen zur Decke,
→ Fersen bleiben am Boden.

→ Arme hängen entspannt.

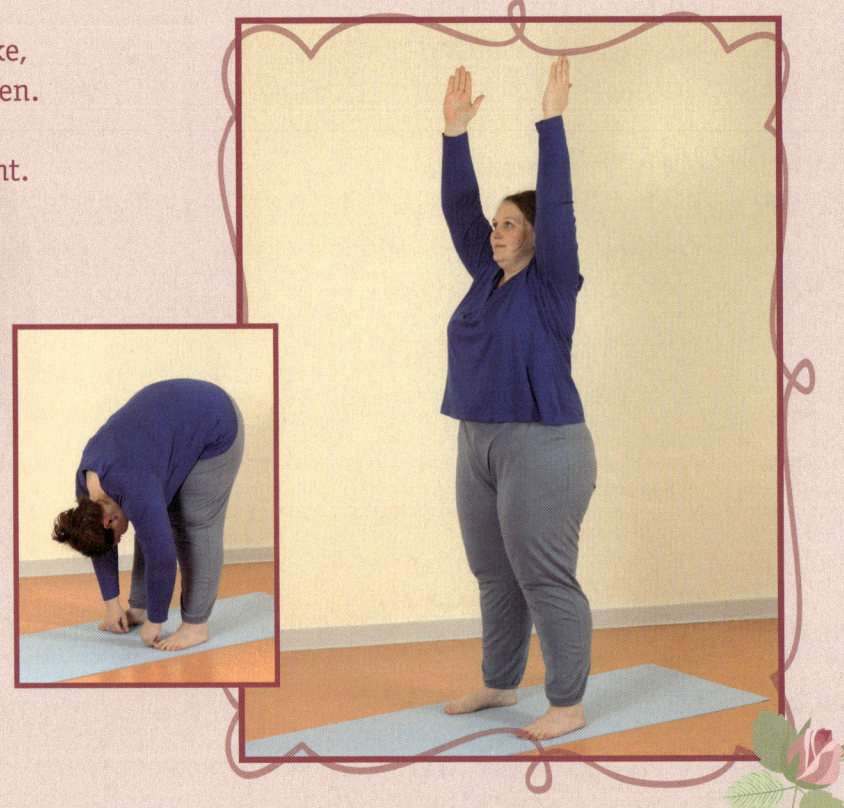

### Ausführung:

1.  Stellen Sie sich mit leicht gegrätschten Beinen aufrecht hin. Die Fersen bleiben am Boden.
2.  Atmen Sie ein, und heben Sie Ihre Arme hoch über den Kopf. Die Hände ziehen zur Decke. Die Handflächen zeigen zueinander.
3.  Halten Sie den Atem 3 bis 5 Sekunden lang an.
4.  Rufen Sie mit der Ausatmung den Laut »HA« aus.
5.  Lassen Sie zeitgleich Ihren Oberkörper und Ihren Kopf sanft nach vorne fallen. Bei Herzproblemen muss der Kopf oberhalb des Herzens bleiben.
6.  Bei Problemen mit der Halswirbelsäule sollte der Kopf eine gerade Verlängerung der Halswirbelsäule bilden.
7.  Lassen Sie die Arme nach unten fallen und locker aushängen.
8.  Bleiben Sie in dieser Position, und entspannen Sie 3 bis 5 langsame Atemzüge.
9.  Mit der Einatmung richten Sie sich langsam Wirbel für Wirbel wieder auf, bis Sie wieder aufrecht stehen.

**Dauer:** mindestens 5 Mal, gerne auch öfter

→ Füße stehen hüftbreit,
→ Hals und Kopf mittig und lang.

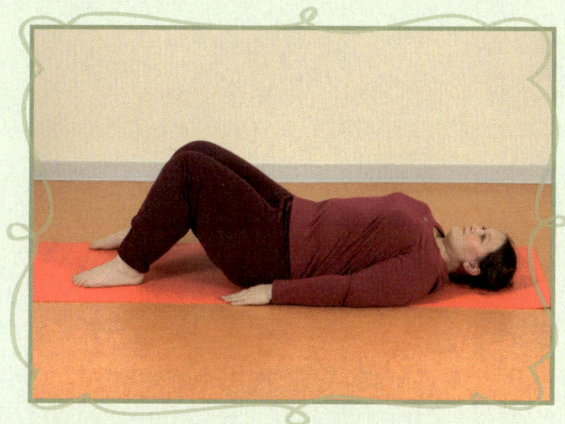

→ Arme liegen gestreckt am Boden,
→ Handflächen zeigen zur Decke.

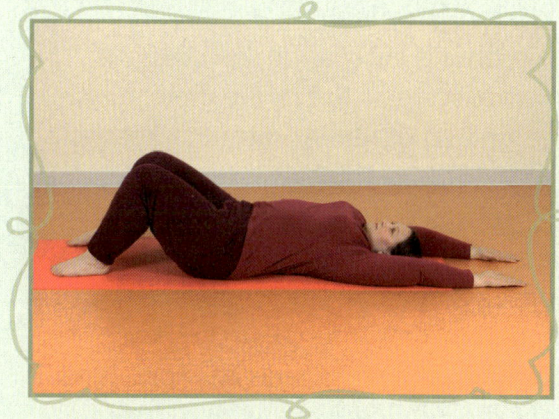

→ Hände fassen Unterschenkel oder Knie,
→ Beine pressen gegen den Bauch.

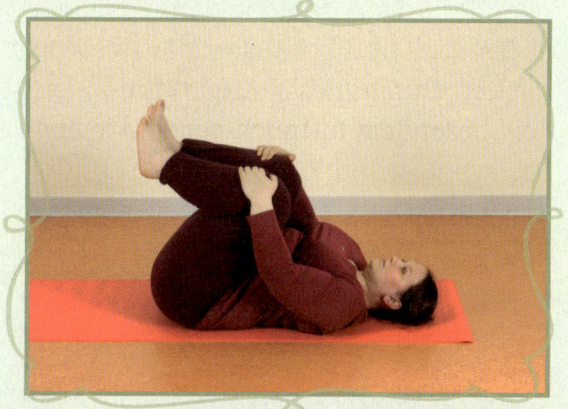

**Ausführung:**

1. Legen Sie sich auf den Rücken. Stellen Sie Ihre Beine hüftbreit auf.
2. Der Hals ist gestreckt. Schauen Sie geradeaus.
3. Legen Sie Ihre Arme gestreckt hinter den Kopf auf den Boden. Die Handflächen zeigen zur Decke.
4. Halten Sie den Atem 3 bis 5 Sekunden lang an.
5. Rufen Sie mit der Ausatmung den Laut »HA« aus.
6. Zeitgleich umfassen Sie Ihre Knie, ziehen sie vor die Brust in Richtung Bauch und pressen sie gegen den Bauch.
7. Mit der Einatmung stellen Sie die Beine wieder hüftbreit auf und führen Ihre Arme wieder gestreckt hinter den Kopf bis zum Boden. Die Handflächen zeigen zur Decke.
8. Bleiben Sie in dieser Position, und entspannen Sie 3 bis 5 langsame Atemzüge.

**Dauer:** mindestens 5 Mal, gerne auch öfter

# S-Laut-Atmung – Bhramari

**Wirkung:**
- Das Nervensystem wird entspannt,
- gutes Atemtraining (zum Beispiel bei Asthma),
- schafft eine positive Stimmung.

**Wirkungsweise:**
Die Übung entspannt das gesamte Nervensystem. Durch die gleichmäßige und langsame Ausatmung können Anspannungen losgelassen werden. Sie ist hilfreich gegen Ängste.
Abends ausgeführt ist sie eine sehr gute Maßnahme für schnelleres Einschlafen.
Diese Asana wirkt sich harmonisierend auf die Schilddrüse aus. Durch den Atemrhythmus kann sie Ruhe bringen und sich senkend auf einen erhöhten Blutdruck auswirken.
Bei der S-Laut-Atmung wird das langsame Ein- und besonders das Ausatmen geübt. Durch dieses Atemtraining ist sie besonders hilfreich gegen Atembeschwerden und kann eine gute Hilfe gegen Asthma-Erkrankungen sein.

**Vorsicht bei:**
- Problemen mit den Knie- und Fußgelenken.

➜ Wirbelsäule ist aufgerichtet.

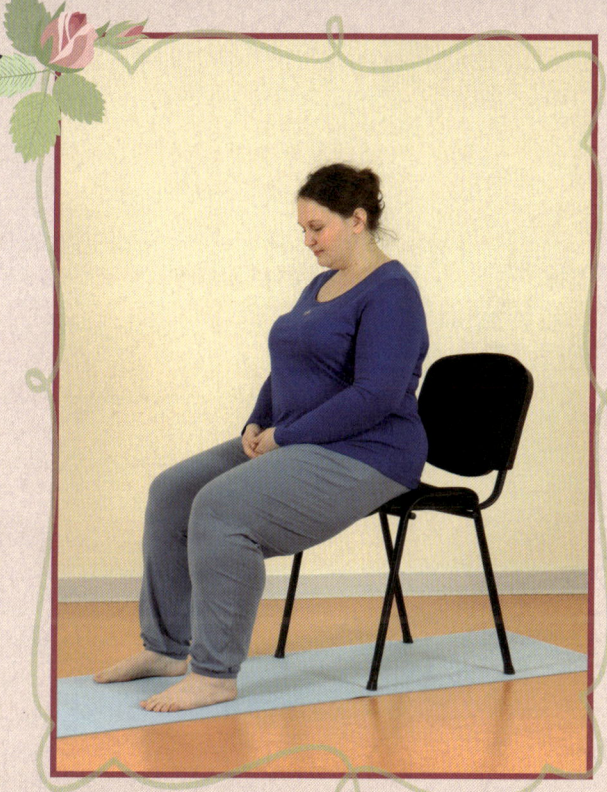

## Ausführung:

1. Sie können diese Übung wahlweise auf einem Stuhl sitzend oder im Stehen ausführen.

   • *Stuhl:*
   *– Setzen Sie sich auf einen Stuhl, und stellen Sie beide Füße hüftbreit nebeneinander auf den Boden.*
   *– Ziehen Sie Ihre Gesäßmuskulatur nach hinten und zur Seite weg.*
   *– Setzen Sie sich aufrecht hin.*

   • *Stehen:*
   *– Stellen Sie sich aufrecht hin. Ihre Füße stehen hüftbreit nebeneinander.*

2. Strecken Sie Rücken und Nacken, als ob Sie an einem Faden hängen würden.

3. Schauen Sie geradeaus.

4. Legen Sie die Hände in Ihren Schoß.

5. Schließen Sie die Augen.

6. Atmen Sie langsam und tief durch die Nase in den Bauch hinein ein.

7. Atmen Sie mit geschlossenen Zähnen mit einem gleichmäßigen langen S-Ton (wie der einer Biene) aus.

8. Öffnen Sie Ihren Kiefer leicht, und entspannen Sie bewusst Ihren Kiefer und Mundraum.

9. Wiederholen Sie die obigen Schritte für mindestens 5 Atemzyklen, gerne auch öfter.

10. Spüren Sie abschließend für weitere 3 bis 5 Atemzüge in Ihren Körper und Geist hinein. Wie fühlen Sie sich nun?

**Dauer:** 1 Mal

**Hilfsmittel:** 1 Stuhl

→ Auf Sitzkissen nach vorne rutschen,
→ Beine ruhen vor dem Sitzkissen auf
dem Boden.

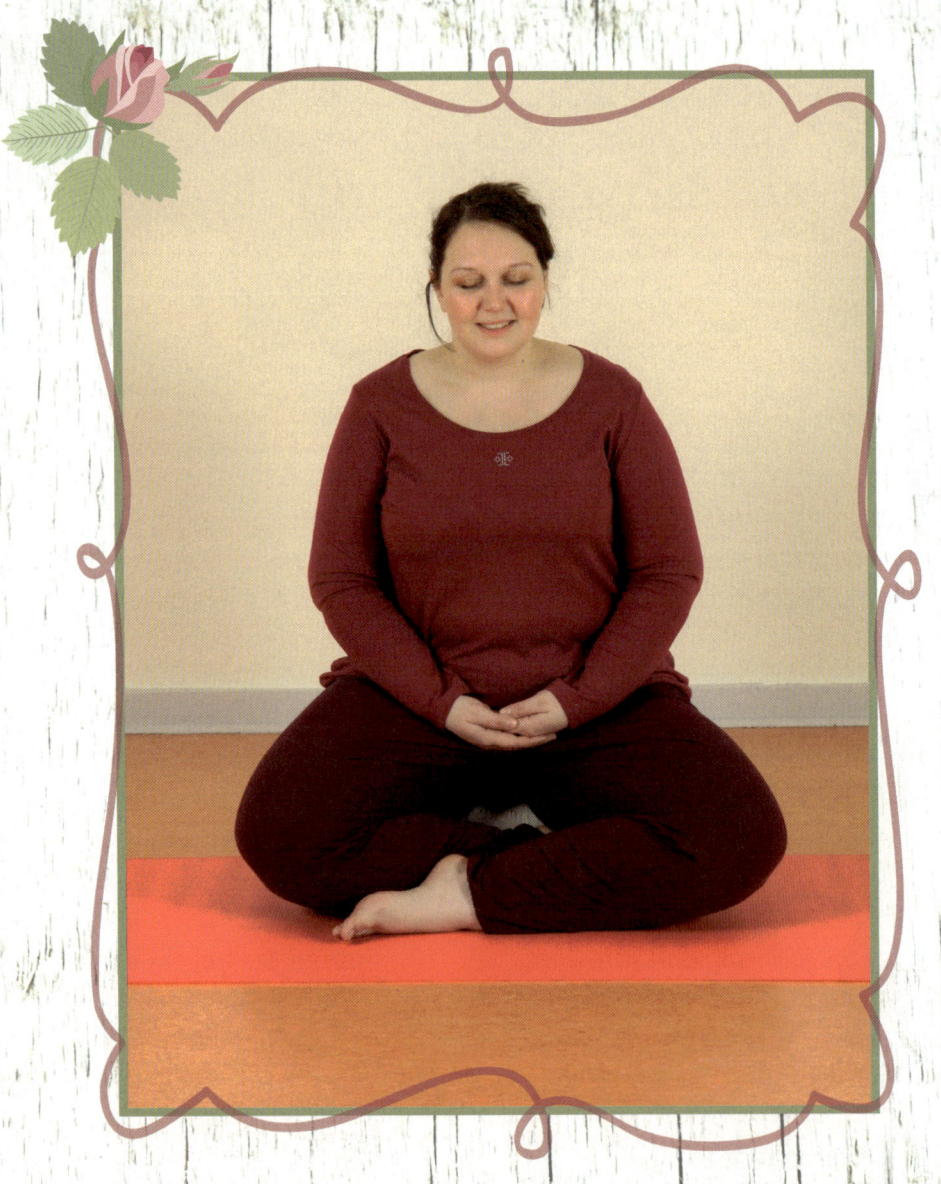

**Ausführung:**

1. Setzen Sie sich in den *Vollkommenen Sitz* (siehe S. 46).
2. Strecken Sie Rücken und Nacken, als ob Sie an einem Faden hängen würden.
3. Schauen Sie geradeaus.
4. Legen Sie die Hände in Ihren Schoß.
5. Schließen Sie die Augen.
6. Atmen Sie langsam und tief durch die Nase in den Bauch hinein ein.
7. Atmen Sie mit geschlossenen Zähnen mit einem gleichmäßigen langen S-Ton (wie eine Biene) aus.
8. Öffnen Sie Ihren Kiefer leicht, und entspannen Sie bewusst Ihren Kiefer und Mundraum.
9. Wiederholen Sie die obigen Schritte für mindestens 5 Atemzyklen, gerne auch öfter.
10. Spüren Sie abschließend für weitere 3 bis 5 Atemzüge in Ihren Körper und Geist hinein. Wie fühlen Sie sich nun?

**Dauer:** 1 Mal

**Hilfsmittel:** 1 Sitzkissen

# Vollatmung –
# Sama Ortti Pranayama

**Wirkung:**
- Bringt Energie,
- stärkt die Widerstandskraft,
- hilft gegen Depressionen.

**Wirkungsweise:**
Viele Erwachsene und sogar einige Kinder atmen nicht mehr vollständig ein und aus. Meistens findet nur noch eine Einatmung im oberen Teil des Brustkorbes statt. Die Lungen werden nicht mehr richtig mit Sauerstoff durchflutet, wodurch sich eine erhöhte Infektanfälligkeit einstellen kann. Besonders in Zeiten, in denen wir unter extremem Stress stehen, und wir von einem Termin zum anderen hetzen, wird oft unsere Atmung flach.

Die *Vollatmung* ermöglicht eine maximale Aufnahme von Sauerstoff. Dabei werden der Brustkorb und der Bauch gekräftigt und die Lungen gereinigt.

Das Blut wird mit mehr Sauerstoff als bei der normalen Einatmung versorgt. Die Widerstandskraft wird gestärkt. So kann Erkältungen vorgebeugt werden.

Das bewusste Ein- und Ausatmen beruhigt das Nervensystem und hilft gegen Depressionen.

Der Bauch hebt und senkt sich und stimuliert dadurch die Verdauungsorgane und deren Ausscheidung.

Die *Vollatmung* schafft neue Energie und lässt Sie wieder in Schwung kommen.

**Vorsicht bei:**
- Knie- und Fußgelenksproblemen,
- Krampfadern.

→ Füße stehen geschlossen neben-
einander auf dem Boden,
→ Fingerspitzen berühren sich am
Bauch.
→ Bauch wölbt sich mit der
Einatmung nach außen.

→ Fingerspitzen berühren
sich am Brustbein,
→ Brust hebt sich mit der
Einatmung.

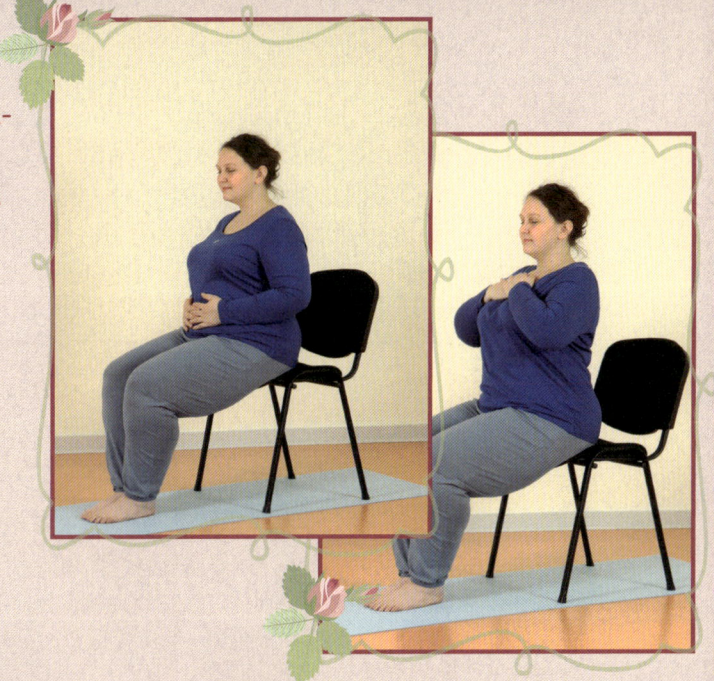

## Ausführung:

1. Sie können diese Übung wahlweise
auf einem Stuhl sitzend oder im
Stehen ausführen.
   • *Stuhl:*
   *– Setzen Sie sich auf einen Stuhl, und*
   *stellen Sie beide Füße geschlossen*
   *nebeneinander auf den Boden.*
   *– Ziehen Sie Ihre Gesäßmuskulatur*
   *nach hinten und zur Seite weg.*
   *Setzen Sie sich aufrecht hin.*
   • *Stehen:*
   *– Stellen Sie sich aufrecht hin. Ihre*
   *Füße stehen hüftbreit nebeneinander.*
2. Strecken Sie Rücken und Nacken,
als ob Sie an einem Faden hängen
würden.
3. Schauen Sie geradeaus.
4. Atmen Sie 3 bis 5 Sekunden
langsam, ganz tief und konzentriert
durch Ihre Nase in den Bauch
hinein ein. Dabei legen Sie Ihre
Hände auf den Bauch und spüren,
wie sich dieser nach außen wölbt.

5. Ohne die Einatmung zu
unterbrechen, atmen Sie weitere
3 bis 5 Sekunden langsam und
bewusst in Ihren Brustkorb ein.
Dabei legen Sie Ihre Hände auf den
Brustkorb und spüren, wie sich der
Oberkörper hebt. Der Bauch wird
wieder flacher.
6. Halten Sie nun Ihren Atem weitere
3 bis 5 Sekunden an.
7. Atmen Sie langsam und bewusst
aus, bis sich Ihre Lungen leer
anfühlen.
8. Wiederholen Sie die obigen Schritte
für 3 bis 5 Atemzyklen.
9. Spüren Sie abschließend für weitere
3 bis 5 Atemzüge in Ihren Körper
und Geist hinein. Wie fühlen Sie
sich nun?

**Dauer:** 1 Mal

**Hilfsmittel:** 1 Stuhl

→ Knie und Füße sind parallel und geschlossen.

→ Fingerspitzen berühren sich am Bauch.

→ Bauch wölbt sich mit der Einatmung nach außen.

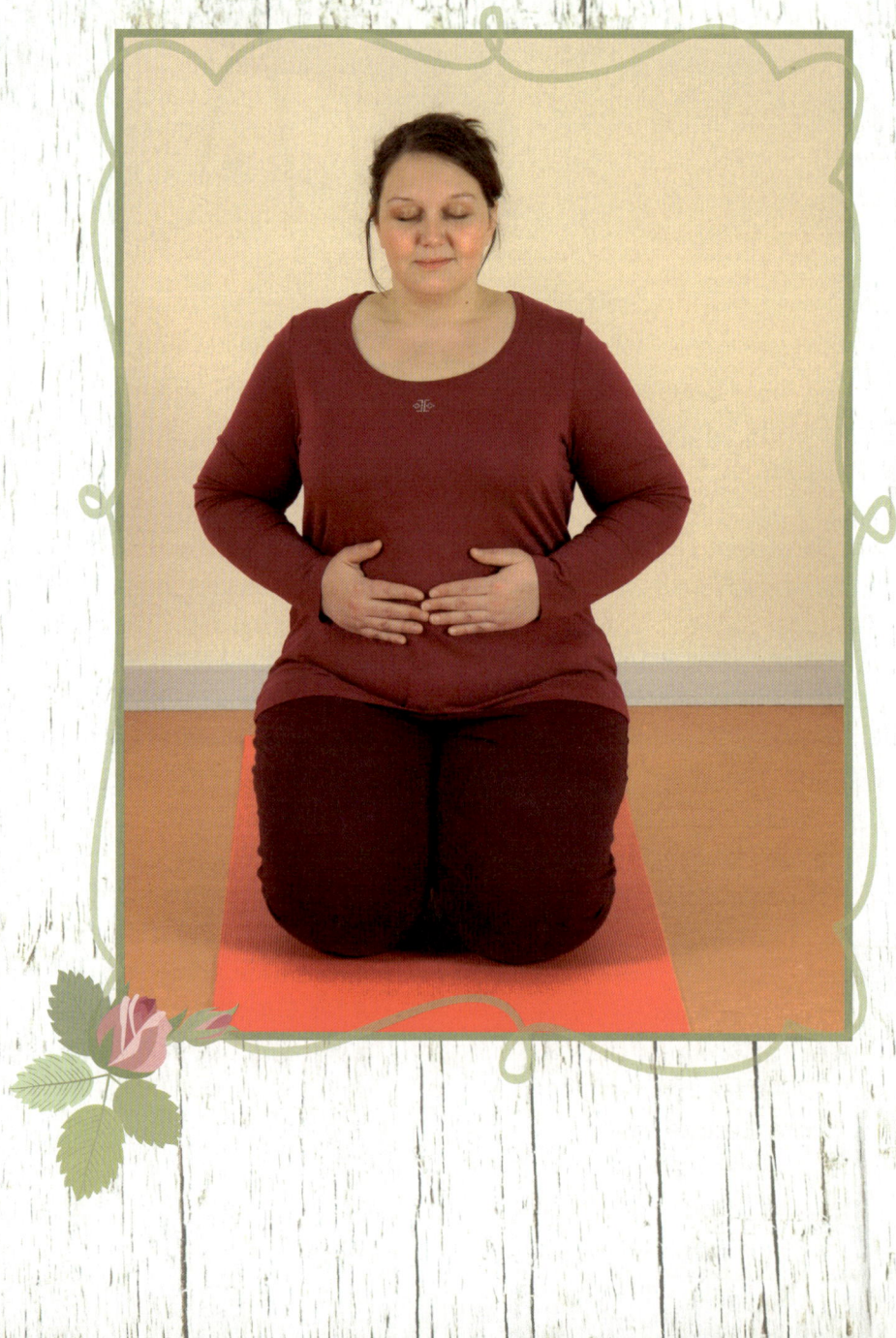

➜ Fingerspitzen berühren sich am Brustbein.

➜ Brustkorb hebt sich mit der Einatmung.

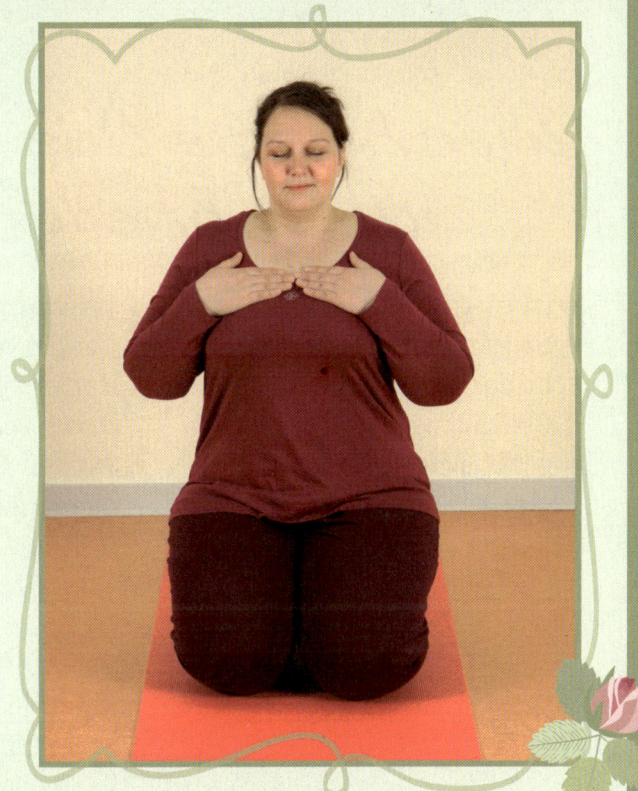

**Ausführung:**

1. Setzen Sie sich in den *Fersensitz* (siehe S. 44) .

2. Strecken Sie Rücken und Nacken, als ob Sie an einem Faden hängen würden.

3. Schauen Sie geradeaus.

4. Atmen Sie 3 bis 5 Sekunden langsam, ganz tief und konzentriert durch die Nase in den Bauch hinein. Dabei legen Sie Ihre Hände auf den Bauch und spüren, wie sich dieser nach außen wölbt.

5. Ohne die Einatmung zu unterbrechen, atmen Sie weitere 3 bis 5 Sekunden langsam und bewusst in Ihren Brustkorb ein. Dabei legen Sie Ihre Hände auf den Brustkorb und spüren, wie sich Ihr Oberkörper hebt. Der Bauch wird wieder flacher.

6. Halten Sie nun Ihren Atem weitere 3 bis 5 Sekunden an.

7. Atmen Sie langsam und bewusst aus, bis sich Ihre Lungen leer anfühlen.

8. Wiederholen Sie die obigen Schritte für 3 bis 5 Atemzyklen.

9. Spüren Sie abschließend für weitere 3 bis 5 Atemzüge in Ihren Körper und Geist hinein. Wie fühlen Sie sich nun?

**Dauer:** 1 Mal

**Hilfsmittel:** 1 Sitzkissen (eventuell)

# Wechselseitige Nasenatmung – Surya Bhedana Pranayama

**Wirkung:**

- Beruhigt das Nervensystem,
- bringt die Energien wieder ins Gleichgewicht,
- wirkt sich erfrischend und gleichzeitig beruhigend auf Körper und Geist aus.

**Wirkungsweise:**

Bei der wechselseitigen Nasenatmung wird das Nervensystem mit Energie (*Prana*) versorgt. Durch die gleichmäßige wechselseitige Atmung werden Emotionen, Geist und Gedanken ausgeglichen und geklärt. Die Übung ist hilfreich während und nach emotional belastenden Situationen.

Der Atemzyklus beruhigt das Nervensystem und kann dadurch gegen jegliche Art von psychischem Stress bis hin zur Hysterie helfen. Auch bei Angst und Depressionen kann die Atemübung ihre wohltuende Wirkung entfalten.

Durch ihre entspannende Wirkung kann die Asana gut gegen Schlaflosigkeit eingesetzt werden. Das Herz beruhigt sich durch den langsamen Atemzyklus, was sich positiv auf den Blutdruck auswirken kann. Kopfschmerzen können gelindert werden. Das Gehirn wird mit mehr Sauerstoff versorgt, wodurch sich die Konzentration und das Erinnerungsvermögen verbessern können. Es findet generell eine verbesserte Durchblutung des Kopfes statt. Davon profitieren Augen, Ohren und Nase. Durch das vermehrte Sauerstoffangebot werden die Lungen besser versorgt und das Immunsystem gestärkt.

Durch die wechselseitige Nasenatmung werden Ihre männliche Energie (*Yang*) und Ihre weibliche Energie (*Yin*) harmonisiert.

**Ausführung:**

1. Bei dieser Übung kommt es besonders auf die Handhaltung an. Sie können sie wahlweise auf einem Stuhl sitzend oder im Stehen ausführen.

    • *Stuhl:*
    *– Setzen Sie sich auf einen Stuhl, und stellen Sie beide Füße hüftbreit nebeneinander auf den Boden.*
    *– Ziehen Sie Ihre Gesäßmuskulatur nach hinten und zur Seite weg.*

    • *Stehen:*
    *– Stellen Sie sich in den Yogastand* (siehe S. 42).

2. Strecken Sie Rücken und Nacken, als ob Sie an einem Faden hängen würden.

3. Schließen Sie die Augen.

4. Führen Sie die rechte Hand zur Nase. Der Zeigefinger ist gestreckt, und die Fingerspitze berührt die Stelle zwischen den Augenbrauen. Der Daumen liegt am rechten Nasenflügel. Der Mittelfinger liegt am linken Nasenflügel.

5. Atmen Sie durch das rechte Nasenloch ein. Dabei halten Sie den linken Nasenflügel zu. Dieser und jeder folgende Atemabschnitt wird 3 bis 5 Sekunden durchgeführt. Geübte können dies bis auf 8 Sekunden ausdehnen.

6. Halten Sie den Atem an, während Sie beide Nasenflügel zuhalten.

7. Atmen Sie links aus. Dabei öffnen Sie den linken Nasenflügel.

8. Atmen Sie links ein.

9. Halten Sie den Atem an, während Sie beide Nasenflügel zuhalten.

10. Atmen Sie rechts aus. Dabei öffnen Sie den rechten Nasenflügel.

11. Wiederholen Sie die obigen Schritte für mindestens 3 Atemzyklen, gerne auch öfter.

12. Spüren Sie für weitere 3 bis 5 Atemzüge in Ihren Körper und Geist hinein. Wie fühlen Sie sich nun?

**Dauer:** 1 Mal

**Hilfsmittel:** 1 Sitzkissen

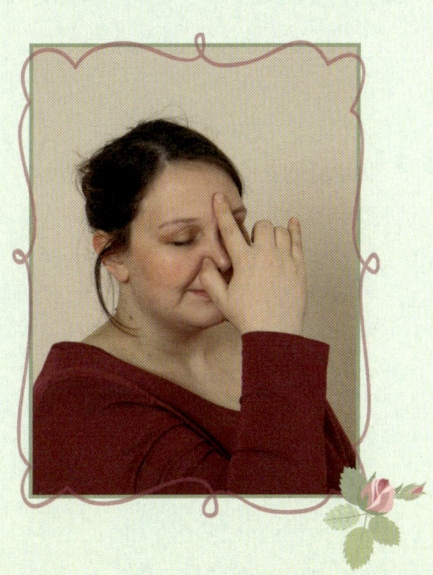

# Körperübungen

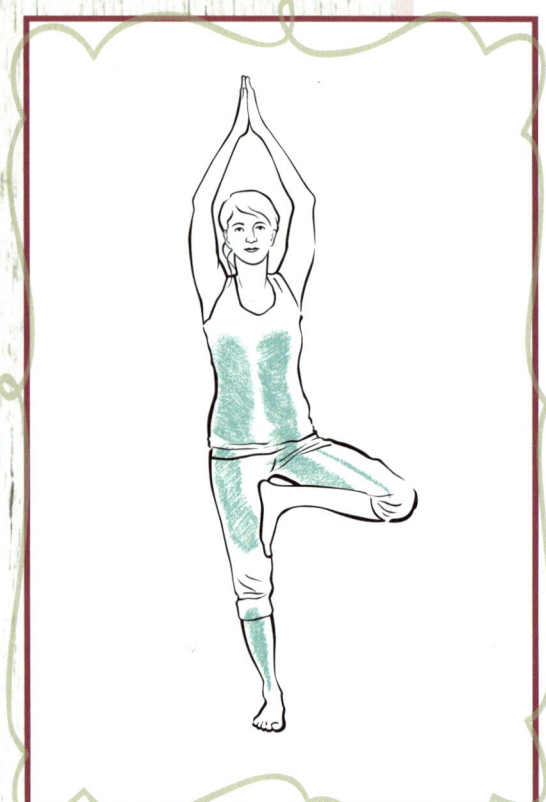

## Baum – Vrksasana

**Wirkung:**
- Fördert die Durchblutung der unteren Extremitäten,
- harmonisiert und kräftigt die Beinmuskulatur,
- verbessert die Haltung und das Gleichgewichtsgefühl.

**Wirkungsweise:**
Diese Übung ist sehr hilfreich gegen Gleichgewichtsstörungen und sollte so oft wie möglich ausgeführt werden. Dies können Sie leicht erreichen, indem Sie die Asana in Ihre Alltags-Routine integrieren.

Sie können sie üben, indem Sie zum Beispiel beim Zähneputzen, während Wartezeiten (an der Ampel, an der Kasse im Supermarkt, ....) auf einem Bein stehen. Es reicht dann, den einen Fuß auf dem anderen abzulegen. Geben Sie nicht auf, auch das Gleichgewicht muss geübt werden.

Durch die Koordination des Standes wird die Hirnaktivität gesteigert. Die Übung wirkt beruhigend und ausgleichend auf den Geist.

Durch die wechselseitige Belastung der Beinmuskulatur hat sich diese Übung auch bei müden Beinen verdient gemacht. Sie ist ein gutes Training für die Beinvenen und hilft dabei, die Gelenke von Fuß, Knie, Hüfte und Schulter beweglicher zu machen und zu kräftigen.

**Involvierte Muskulatur:**
- Bauch,
- Hüfte,
- Oberschenkel,
- Gesäß,
- Unterschenkel.

**Vorsicht bei:**
- Problemen mit den Füßen, Knien und Schultern

➜ Linker Arm über dem Kopf,

➜ linke Fußspitze am rechten Fuß,

➜ Knie so weit wie möglich zur Seite.

**Ausführung:**

1. Stellen Sie einen Stuhl auf eine rutschfeste Unterlage, sodass die Lehne an Ihrer rechten Seite platziert ist.

2. Stellen Sie sich aufrecht hin. Ihre Füße stehen hüftbreit nebeneinander.

3. Konzentrieren Sie sich auf Ihre Füße.

4. Verankern Sie mental Ihren rechten Fuß mit dem Boden.

5. Halten Sie sich mit der rechten Hand an der Lehne des Stuhls fest.

6. Stellen Sie die Zehen des linken Fußes auf Ihren rechten Fuß oder an den Unterschenkel.

7. Drehen Sie das linke Knie, so weit es geht, zur Seite.

8. Heben Sie Ihren linken Arm leicht gebogen über den Kopf.

9. Halten Sie die Balance.

10. Spannen Sie Ihre Bauch- und Gesäßmuskulatur an.

11. Mit der Einatmung richten Sie Ihre Wirbelsäule noch etwas mehr auf.

12. Atmen Sie mindestens 5 Mal langsam ein und aus. Mit jedem Atemzyklus wiederholen Sie die obigen Schritte und versuchen, die erreichte Position zu halten und sich mit jeder Einatmung noch ein bisschen mehr aufzurichten.

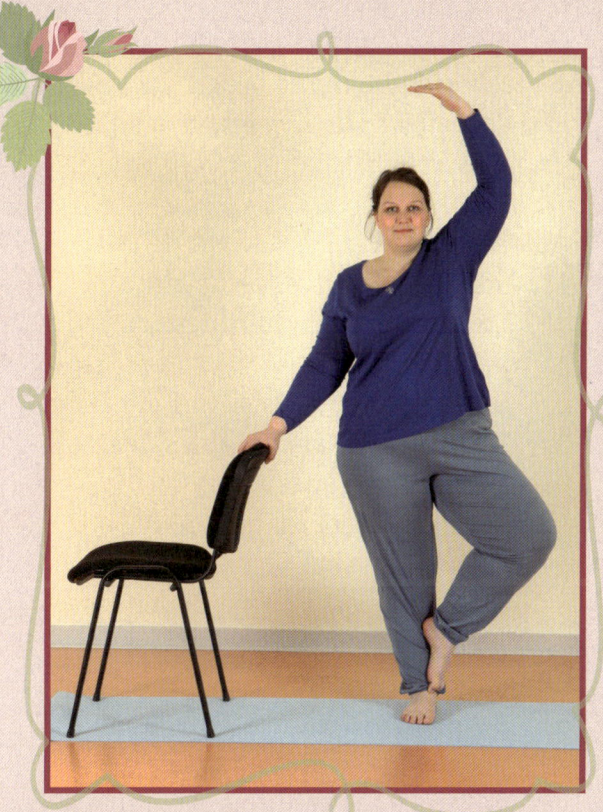

13. Mit der jeweils letzten Ausatmung senken Sie wieder ganz langsam den Fuß und den Arm.

14. Spüren Sie für weitere 3 bis 5 Atemzüge in Ihren Körper hinein. Wie fühlen sich z. B. Ihre Füße an? Spüren Sie einen Unterschied zwischen dem rechten und dem linken Fuß?

**Dauer:** insgesamt 3 Mal pro Seite

**Ausgleichsübung:**
*HA-Atmung* im Stehen (siehe S. 65)

**Hilfsmittel:** 1 Stuhl

→ Linker Fuß drückt gegen Unterschenkel,
→ rechtes Bein drückt gegen linken Fuß,
→ gebeugtes Knie so weit wie möglich zur Seite,
→ Arme in Gebetshaltung über dem Kopf.

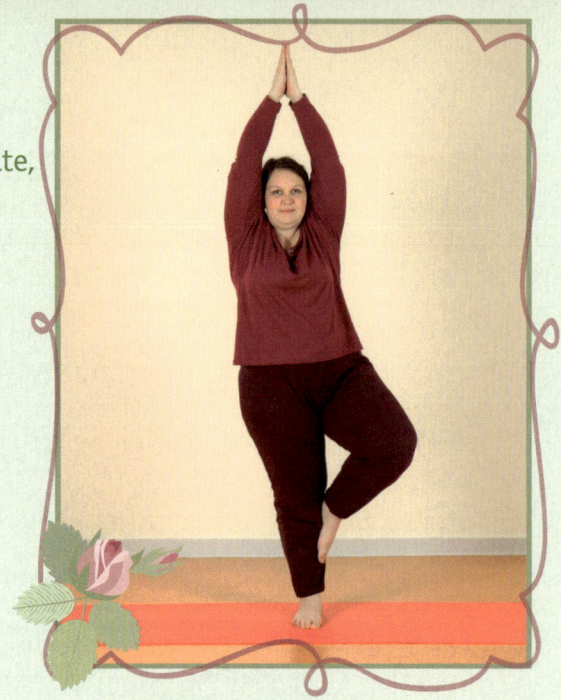

### Ausführung:

1. Stellen Sie sich aufrecht hin. Ihre Füße stehen hüftbreit nebeneinander.
2. Konzentrieren Sie sich auf die Füße.
3. Verankern Sie mental Ihren rechten Fuß mit dem Boden.
4. Um die Balance zu halten, heben Sie die Arme auf Schulterhöhe an, sodass sie parallel zum Boden sind. Die Handflächen zeigen dabei nach unten.
5. Beugen Sie das linke Knie, und platzieren Sie die Zehen des linken Fußes an Ihrem rechten Unterschenkel.
6. Drehen Sie das linke Knie, so weit es geht, zur Seite.
7. Legen Sie Ihre Handflächen in Gebetshaltung vor der Brust aneinander. Führen Sie dann Ihre Arme in Gebetshaltung über den Kopf.

*Tipp* *Wenn es Ihnen so nicht gelingt, die Balance zu halten, senken Sie die Arme wieder auf Schulterhöhe ab. Die Handflächen zeigen dabei nach unten.*

8. Spannen Sie Ihre Bauch- und Gesäßmuskulatur an.
9. Mit der Einatmung richten Sie Ihre Wirbelsäule noch etwas mehr auf.

10. Atmen Sie mindestens 5 Mal langsam ein und aus. Mit jedem Atemzyklus wiederholen Sie die obigen Schritte und versuchen, die erreichte Position zu halten und sich mit jeder Einatmung noch ein bisschen mehr aufzurichten.
11. Mit der abschließenden Ausatmung senken Sie wieder ganz langsam den Fuß und die Arme.
12. Spüren Sie für weitere 3 bis 5 Atemzüge in Ihren Körper hinein. Wie fühlen sich z. B. Ihre Füße an? Spüren Sie einen Unterschied zwischen dem rechten und dem linken Fuß?

**Dauer:** insgesamt 3 Mal pro Seite

**Ausgleichsübung:**
*HA-Atmung* im Stehen (siehe S. 65)

- → Linker Fuß drückt gegen rechten Oberschenkel,
- → rechtes Bein drückt gegen linken Fuß,
- → Knie zeigt zur Seite,
- → Arme in Gebetshaltung über dem Kopf.

### Ausführung:

1. Stellen Sie sich aufrecht hin. Ihre Füße stehen geschlossen nebeneinander.
2. Konzentrieren Sie sich auf die Füße.
3. Verankern Sie mental Ihren rechten Fuß mit dem Boden.
4. Um die Balance zu halten, heben Sie die Arme auf Schulterhöhe an, sodass sie parallel zum Boden sind. Die Handflächen zeigen dabei nach unten.
5. Beugen Sie das linke Knie, und platzieren Sie die Zehen des linken Fußes in Höhe des rechten Knies. Ziehen Sie mit einer Hand die Ferse, so weit es geht, nach oben. Die Fußsohle drückt gegen die Oberschenkelinnenseite, die mit Spannung dagegenhält.
6. Drehen Sie Ihr linkes Bein so, dass das Knie zur Seite zeigt.
7. Legen Sie Ihre Handflächen in Gebetshaltung vor der Brust aneinander, und führen Sie dann Ihre Arme in dieser Haltung über den Kopf.
8. Spannen Sie Ihre Bauch- und Gesäßmuskulatur an.
9. Mit der Einatmung richten Sie Ihre Wirbelsäule noch etwas mehr auf.

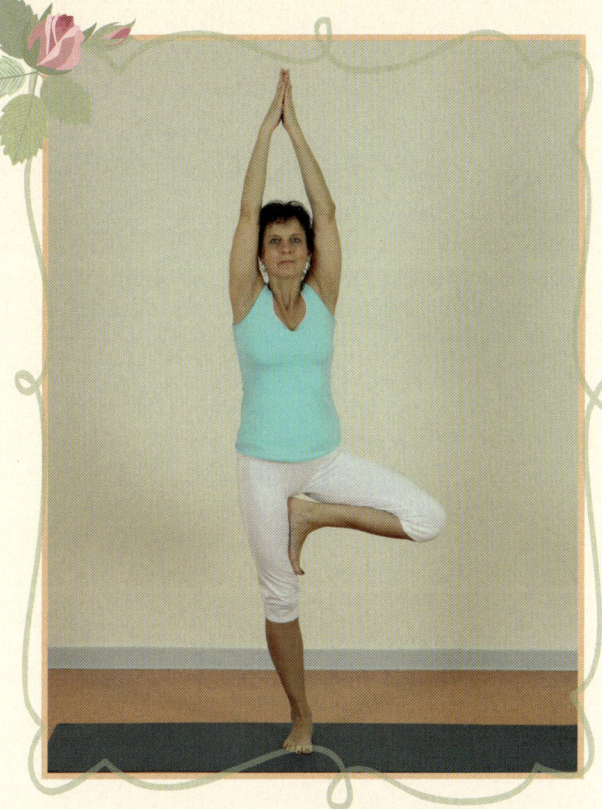

10. Atmen Sie mindestens 5 Mal langsam ein und aus. Mit jedem Atemzyklus wiederholen Sie die obigen Schritte und versuchen, die erreichte Position zu halten und sich mit jeder Einatmung noch ein bisschen mehr aufzurichten.
11. Mit der anschließenden Ausatmung senken Sie wieder ganz langsam den Fuß und die Arme.
12. Spüren Sie für weitere 3 bis 5 Atemzüge in Ihren Körper hinein. Wie fühlen sich z. B. Ihre Füße an? Gibt es Unterschiede?

**Dauer:** insgesamt 3 Mal pro Seite

### Ausgleichsübung:
*HA-Atmung* im Stehen (siehe S. 65)

# Beinstreckung – Supta Padangusthasana

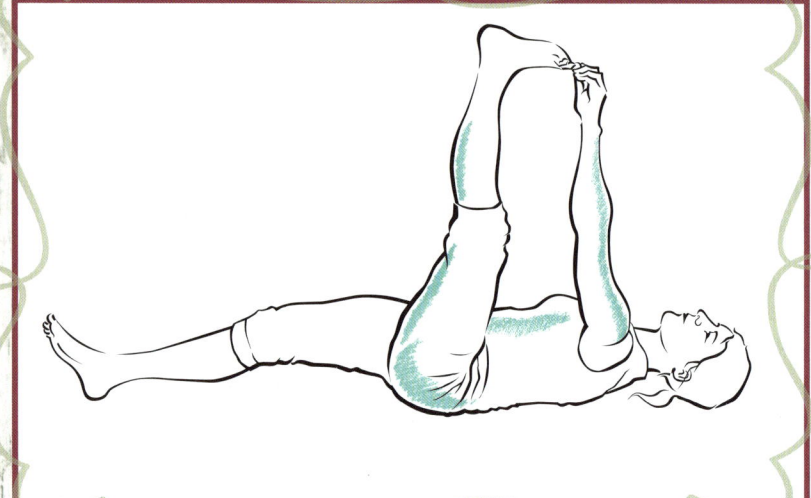

**Wirkung:**
- Dehnt die Gesäß- und Oberschenkelmuskulatur,
- streckt die Hüftmuskulatur,
- vorbeugend gegen Hüftarthrose und Hüftmuskelschmerzen.

**Wirkungsweise:**

Durch das Anheben des Beines wird der gesamte untere Körperbereich, also beispielsweise Fuß-, Knie- und Hüftgelenke, gestärkt. Die Gelenke werden geschmeidiger, beweglicher. Diese Übung kann Hüftarthrose vorbeugen.

Die *Beinstreckung* ist eine kraftvolle Übung, bei der die rückseitige Beinmuskulatur und die des Gesäßes stark gedehnt werden. Der untere Rücken wird entspannt, und die Nieren werden angeregt.

Um das Bein zu halten, muss der Arm ganz durchgestreckt werden, was dazu führt, dass das Schultergelenk gedehnt wird.

Durch die vordere Pressung gegen den Bauch wird die Magen- und Darmtätigkeit angeregt sowie der Stoffwechsel angekurbelt. Dadurch wirkt sich die Übung positiv beim Abbau von Fettpolstern aus.

**Involvierte Muskulatur:**
- Arme,
- Gesäß,
- hinterer Oberschenkel,
- Waden.

**Vorsicht bei:**
- Problemen mit Hüfte, Knien und Schultern.

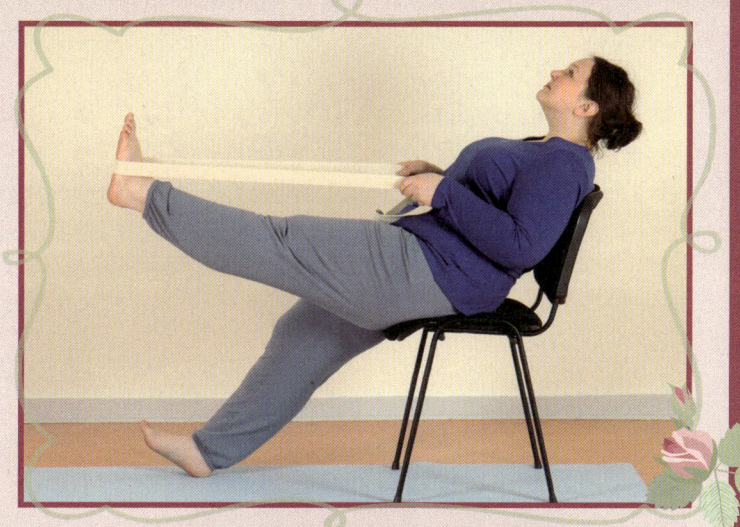

- ➔ Oberer Rücken ruht an der Stuhllehne,
- ➔ rechter Fuß ruht auf der Ferse,
- ➔ linkes Bein ist gestreckt,
- ➔ Arme sind angewinkelt am Körper.

## Ausführung:

1. Setzen Sie sich auf einen Stuhl. Rutschen Sie bis zur Vorderkante des Sitzes vor.
2. Winkeln Sie das linke Bein an, und legen Sie die Mitte eines Gurtes um Ihre linke Fußsohle.
3. Lehnen Sie sich mit Ihrem oberen Rücken an die Lehne.
4. Strecken Sie nun beide Beine aus, sodass nur noch die Fersen den Boden berühren.
5. Heben Sie mit der Ausatmung Ihr linkes Bein mithilfe des gespannten Gurtes gerade nach oben.

*Tipp* Sollten Sie dies nicht schaffen, nehmen Sie einen weiteren Stuhl zur Hilfe, und legen Sie das linke Bein möglichst auf der Rückenlehne ab.

6. Lassen Sie die Oberarme und Ellbogen am Körper. Winkeln Sie die Unterarme an, und halten Sie den Gurt mit beiden Händen.
7. Die rechte Ferse ruht auf dem Boden.
8. Schauen Sie leicht zur Decke. Der Kopf sollte eine gerade Verlängerung der Halswirbelsäule bilden.
9. Atmen Sie 3 bis 5 Mal langsam ein und aus, und halten Sie diese Stellung.
10. Mit der anschließenden Einatmung winkeln Sie Ihr linkes Bein an und führen es zum Boden.
11. Setzen Sie sich entspannt hin.
12. Spüren Sie für weitere 3 bis 5 Atemzüge in Ihren Körper hinein. Wie fühlen sich beide Körperhälften nun an? Gibt es Unterschiede?

**Dauer:** insgesamt 3 Mal pro Seite

## Ausgleichsübung:
*Krokodilsentspannung* im Sitzen (siehe S. 54)

**Hilfsmittel:** 1 Stuhl
1 Gurt
1 Stuhl (eventuell)

➜ Kissen unter Gesäß,

➜ Beine gestreckt,

➜ Gurt um linke Fußsohle gelegt.

➜ Rechtes Bein auf dem Boden,

➜ linkes Bein zur Decke gestreckt,

➜ Unterarme aufgestellt,

➜ beide Hände greifen den Gurt.

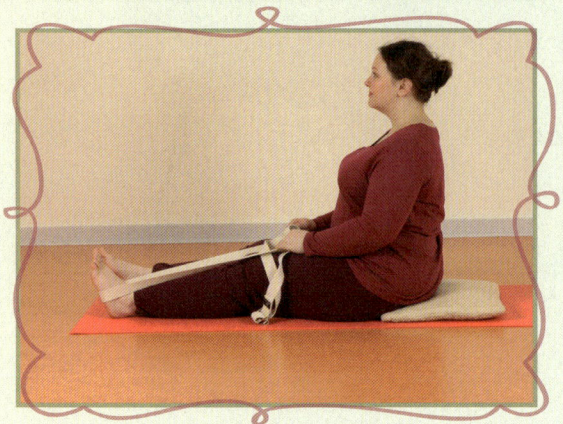

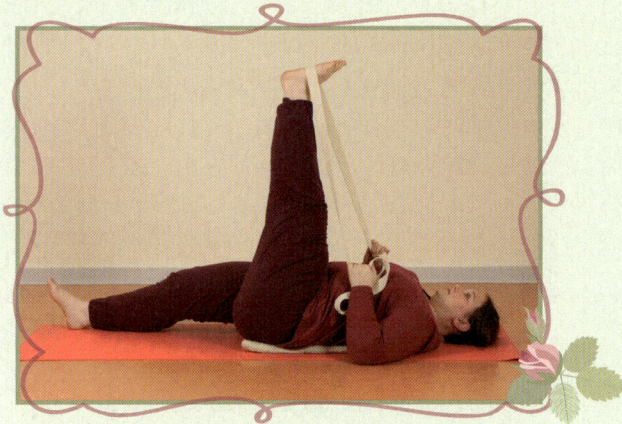

### Ausführung:

1. Legen Sie sich einen Gurt und ein Kissen bereit.
2. Setzen Sie sich auf den Boden.
3. Schieben Sie sich das Kissen unter Ihr Gesäß.
4. Legen Sie die Mitte des Gurtes um Ihre linke Fußsohle.
5. Strecken Sie beide Beine aus.
6. Legen Sie sich auf den Rücken, und halten Sie dabei den Gurt straff gespannt.
7. Strecken Sie Ihr linkes Bein nach oben, das rechte bleibt gestreckt auf dem Boden.
8. Stellen Sie die Unterarme auf, und halten Sie den Gurt mit beiden Händen.
9. Schulterblätter und Oberarme sind entspannt und liegen auf dem Boden. Der Gurt hält Ihr Bein.
10. Achten Sie darauf, dass Ihr Becken gleichmäßig auf dem Boden ruht.

11. Atmen Sie 3 bis 5 Mal langsam ein und aus, und halten Sie dabei diese Stellung.
12. Mit der anschließenden Einatmung winkeln Sie Ihr linkes Bein an und führen es zum Boden.
13. Liegen Sie entspannt in der Ausgangsstellung.
14. Spüren Sie für weitere 3 bis 5 Atemzüge in Ihren Körper hinein. Wie fühlen sich beide Körperhälften nun an? Gibt es Unterschiede?

**Dauer:** insgesamt 3 Mal pro Seite

**Ausgleichsübung:**
*Krokodilsentspannung* im Liegen (siehe S. 56)

**Hilfsmittel:** 1 Kissen
              1 Gurt

→ Rechtes Bein
   gestreckt,
→ linkes Bein zur Decke
   gestreckt,
→ linker Daumen und
   Zeigefinger greifen
   großen Zeh,
→ Kopf ruht auf dem
   Boden.

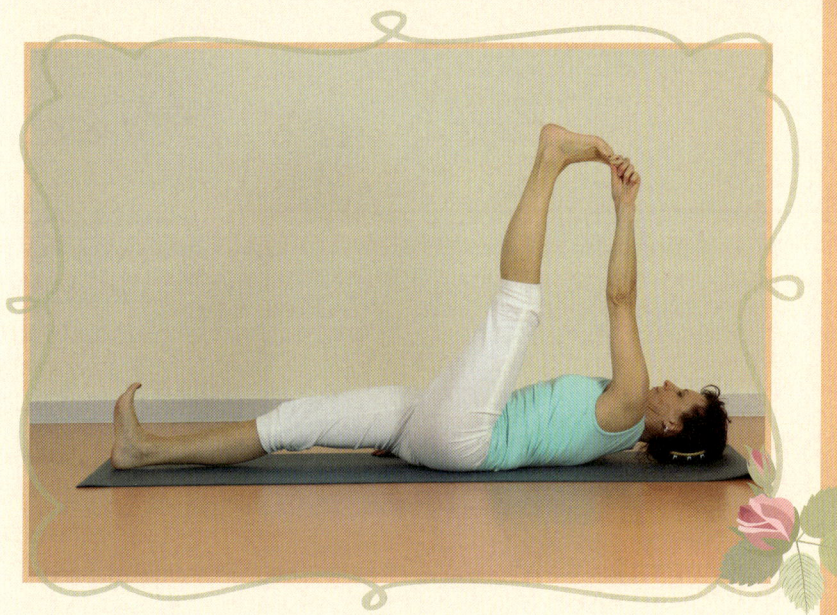

### Ausführung:

1. Legen Sie sich auf den Rücken. Ihre Beine liegen geschlossen nebeneinander.
2. Die Arme liegen am Körper. Die Handflächen zeigen zum Boden.
3. Stellen Sie Ihr linkes Bein auf.
4. Das rechte bleibt gestreckt auf dem Boden.
5. Fassen Sie mit beiden Händen um ihren linken Oberschenkel.
6. Ziehen Sie das linke Knie in Richtung Oberkörper.
7. Strecken Sie nun das linke Bein.
8. Greifen Sie mit Ihrem linken Daumen und Zeigefinger den linken großen Zeh.
9. Achten Sie darauf, dass Ihr Becken gleichmäßig auf dem Boden bleibt.
10. Atmen Sie 3 bis 5 Mal langsam ein und aus, und halten Sie diese Stellung.
11. Mit der anschließenden Einatmung winkeln Sie Ihr linkes Bein an und führen es zum Boden.
12. Liegen Sie entspannt in der Ausgangsstellung.
13. Spüren Sie für weitere 3 bis 5 Atemzüge in Ihren Körper hinein. Wie fühlen sich beide Körperhälften nun an? Gibt es Unterschiede?

**Dauer:** insgesamt 3 Mal pro Seite

### Ausgleichsübung:
*Krokodilsentspannung* im Liegen (siehe S. 56)

# Berg mit Streckung

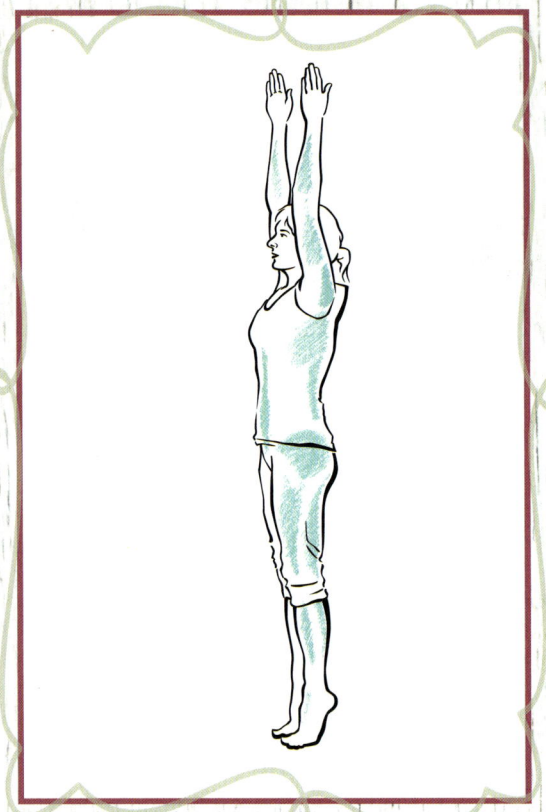

Durch die starke Dehnung nach oben werden die Waden- und die Oberschenkelmuskulatur besonders beansprucht und dadurch trainiert. Bedingt durch das Wechselspiel zwischen Fußsohlen- und Zehenstand werden Füße und Beine massiert.

Die intensive Streckung des Oberkörpers stimuliert die Bauchorgane und weitet die Lunge, sodass die Übung gut gegen Atemprobleme ist.

Da die Arme maximal nach oben gedehnt werden, wird die Zirkulation der Gelenkflüssigkeit in den Schultergelenken angeregt. Verspannungen im Schultergürtel können durch die Armstreckung gemildert werden.

Damit diese Übung durchgeführt werden kann, sind Kraft und Konzentration notwendig. Daher wird auch die Hirnaktivität gesteigert. Durch die maximale Anspannung und die anschließende Entspannung bringt die *Bergstellung* geistige und körperliche Ausgeglichenheit.

## Wirkung:

- Streckt die Wirbelsäule,
- löst Verspannungen,
- hilft bei Atemproblemen,
- trainiert das Gleichgewicht.

## Wirkungsweise:

Diese Übung ist eine Ganzkörperstreckung. Für den Zehenstand erfordert sie einen gut entwickelten Gleichgewichtssinn. Dieser wird hierbei entsprechend trainiert. Auch bei Schwindel, der durch eine Störung im Innenohr bedingt ist, kann es sehr hilfreich sein, diese Asana zu praktizieren.

## Involvierte Muskulatur:

- Arme,
- Schultern,
- Bauch,
- Rücken,
- Gesäß,
- Oberschenkel,
- Unterschenkel.

## Vorsicht bei:

- Fuß- und Knieproblemen,
- Schultergelenkproblemen,
- Ellbogenproblemen.

➜ Arme gestreckt nach oben,

➜ Wirbelsäule gestreckt,

➜ Füße hüftbreit auseinander.

## Ausführung:

1. Setzen Sie sich auf einen Stuhl, und stellen Sie Ihre Füße hüftbreit nebeneinander auf den Boden.

2. Ziehen Sie Ihre Gesäßmuskulatur nach hinten und zur Seite weg.

3. Lassen Sie die Arme neben dem Körper hängen. Die Handflächen zeigen nach vorne.

4. Mit der Einatmung drehen Sie die Handflächen nach außen, sodass die Daumen nach hinten zeigen, und heben die Arme über den Kopf. Dort zeigen die Handflächen zueinander.

5. Gleichzeitig strecken Sie die gesamte Wirbelsäule nach oben.

6. Spannen Sie die Gesäß- und Bauchmuskulatur an, und halten Sie diese Spannung.

7. Bleiben Sie so lange wie möglich mit angehaltenem Atem in dieser Stellung.

8. Mit der Ausatmung senken Sie langsam die Arme. Drehen Sie ab Schulterhöhe die Handflächen zum Boden, bis die Arme wieder neben Ihrem Körper hängen.

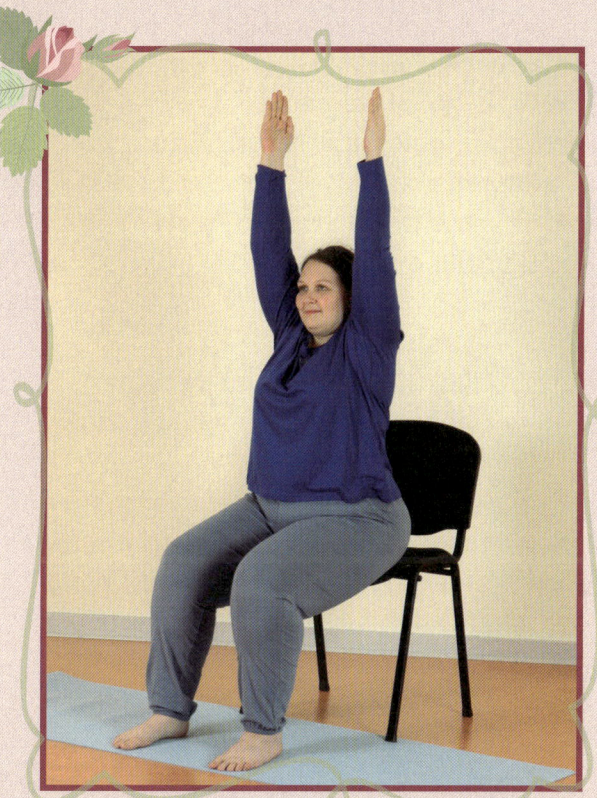

9. Atmen Sie 5 Mal so langsam, wie es Ihnen möglich ist, ein und aus. Mit jedem Atemzyklus wiederholen Sie die obigen Schritte.

10. Spüren Sie abschließend für weitere 3 bis 5 Atemzüge in Ihren Körper hinein. Wie fühlt er sich nun an?

**Dauer:** 1 Mal

**Ausgleichsübung:**
*Kutschersitz* (siehe S. 58)

**Hilfsmittel:** 1 Stuhl

→ Gewicht ruht auf den Zehen,
→ Wirbelsäule gestreckt,
→ Bauch- und Gesäßmuskulatur angespannt,
→ linker Arm am Stuhl hilft bei Haltung der Balance.

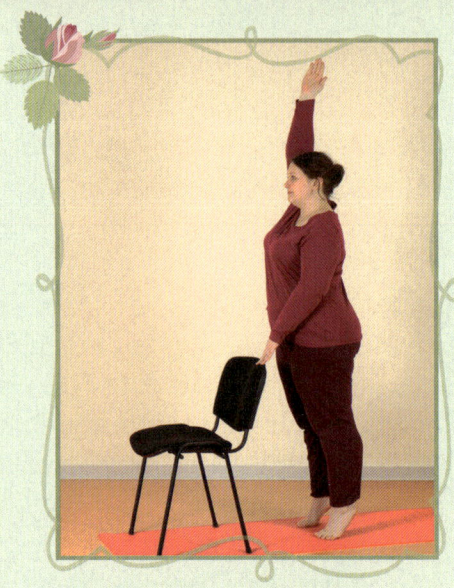

### Ausführung:

1. Stellen Sie einen Stuhl auf eine rutschfeste Unterlage vor sich hin.

*Tipp* Bei Gleichgewichtsstörungen sollten *Sie zwei weitere Stühle als mögliche seitliche Stützen bereitstellen und die Übung vor einer Wand ausführen (als zusätzliche Stütze im Rücken).*

2. Stellen Sie sich aufrecht hin. Ihre Füße stehen hüftbreit nebeneinander.
3. Fassen Sie mit der linken Hand die Stuhllehne.
4. Lassen Sie den rechten Arm neben dem Körper hängen. Die Handfläche zeigt nach vorne.
5. Mit der Einatmung drehen Sie die Handfläche nach außen, bis der Daumen nach hinten zeigt, und heben den Arm über den Kopf.
6. Gleichzeitig stellen Sie sich, wenn möglich, auf Ihre Zehen und strecken die gesamte Wirbelsäule.
7. Spannen Sie die Gesäß- und Bauchmuskulatur an, und halten Sie diese Spannung.
8. Bleiben Sie so lange wie möglich mit angehaltenem Atem in dieser Stellung.

9. Mit der Ausatmung kommen Sie wieder auf Ihre Füße und senken die Zehen und den Arm. Drehen Sie ab Schulterhöhe die Handflächen zum Boden, bis die Arme wieder neben Ihrem Körper hängen.
10. Atmen Sie 5 Mal so langsam, wie es Ihnen möglich ist, ein und aus. Mit jedem Atemzyklus wiederholen Sie die obigen Schritte.
11. Spüren Sie abschließend für weitere 3 bis 5 Atemzüge in Ihren Körper hinein. Wie fühlt er sich nun an?
12. Fassen Sie nun mit der rechten Hand die Stuhllehne und führen die Übung wie oben beschrieben aus.

**Dauer:** 1 Mal pro Armseite

### Ausgleichsübung:
*HA-Atmung* im Stehen (siehe S. 65)

**Hilfsmittel:** 1 Stuhl
2 Stühle (eventuell)
Wand (eventuell)

→ Gewicht ruht auf den Zehenspitzen,
→ Arme maximal nach oben gestreckt,
→ Gesäß- und Bauchmuskulatur angespannt,
→ geradeaus schauen.

**Ausführung:**

1. Stellen Sie sich aufrecht hin. Ihre Füße stehen hüftbreit nebeneinander.
2. Lassen Sie die Arme neben dem Körper hängen. Die Handflächen zeigen nach vorne.
3. Mit der Einatmung drehen Sie die Handflächen nach außen, sodass die Daumen nach hinten zeigen, und heben die Arme über den Kopf. Dort zeigen die Handflächen zueinander.
4. Gleichzeitig stellen Sie sich auf Ihre Zehen und strecken die gesamte Wirbelsäule.
5. Spannen Sie die Gesäß- und Bauchmuskulatur an, und halten Sie diese Spannung.
6. Bleiben Sie so lange wie möglich mit angehaltenem Atem in dieser Stellung.
7. Mit der Ausatmung senken Sie die Zehen und die Arme. Drehen Sie ab Schulterhöhe die Handflächen zum Boden, bis die Arme wieder neben Ihrem Körper hängen.

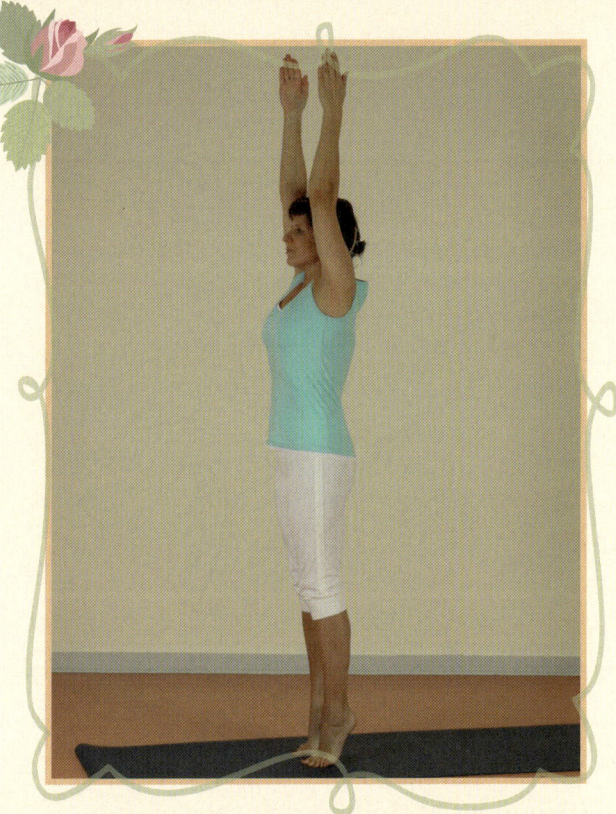

8. Atmen Sie 5 Mal so langsam ein und aus, wie es Ihnen möglich ist. Mit jedem Atemzyklus wiederholen Sie die obigen Schritte.
9. Spüren Sie abschließend für weitere 3 bis 5 Atemzüge in Ihren Körper hinein. Wie fühlt er sich nun an?

**Dauer:** 1 Mal

**Ausgleichsübung:**
*HA-Atmung* im Stehen (siehe S. 65)

# Boot – Navasana

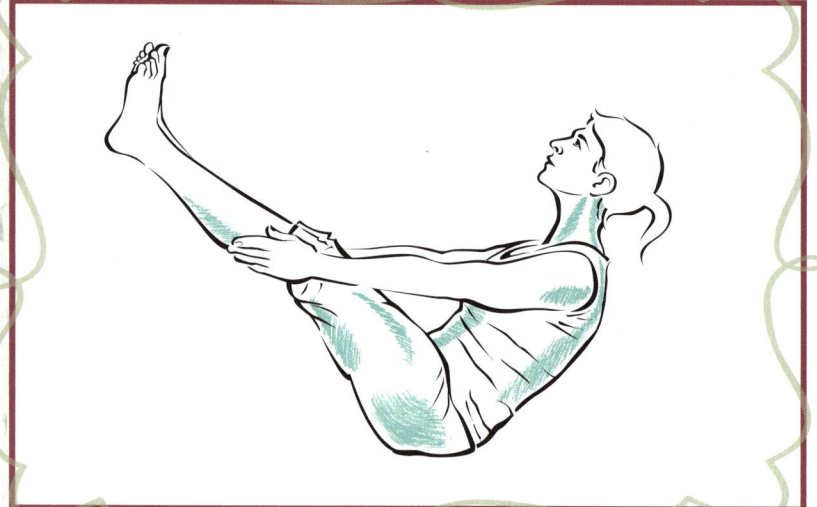

**Wirkung:**
- Reguliert die Verdauung,
- stärkt speziell den unteren Rücken,
- festigt die Bauchmuskulatur,
- trainiert den Gleichgewichtssinn.

## Wirkungsweise:

Bei dieser Asana werden Beine und Oberköper mithilfe der angespannten Bauchmuskulatur in Position gehalten. Dabei wird der Blutfluss in den Organen des Unterleibs und des Beckens reguliert. Dies kann sich positiv auf die Funktion der Unterleibsorgane, wie Eierstöcke und Prostata, auswirken.

Durch die Streckung der gesamten Wirbelsäule werden Nieren- und Blasentätigkeit angeregt. Dies unterstützt die Entgiftung des Körpers.

Durch die starke Anspannung der Bauchmuskulatur werden die Verdauungsorgane angeregt, und der Stuhlgang kann sich regulieren. Das *Boot* wird vorbeugend gegen Blähungen, Völlegefühl und vermehrtes Aufstoßen ausgeführt. Diese Yogastellung ist sehr anstrengend und baut besonders die Bauchmuskulatur und die untere Rückenmuskulatur auf. Durch die instabile Sitzstellung wird zudem das Gleichgewicht trainiert.

## Involvierte Muskulatur:
- Hals und Nacken,
- Bauch,
- Rücken,
- Hüfte,
- Gesäß,
- Oberschenkel,
- Waden.

## Vorsicht bei:
- akuten Bauchproblemen,
- nach Bauchoperationen.

→ Bauchmuskulatur angespannt,

→ geradeaus schauen,

→ Hals- und Schultermuskulatur entspannt.

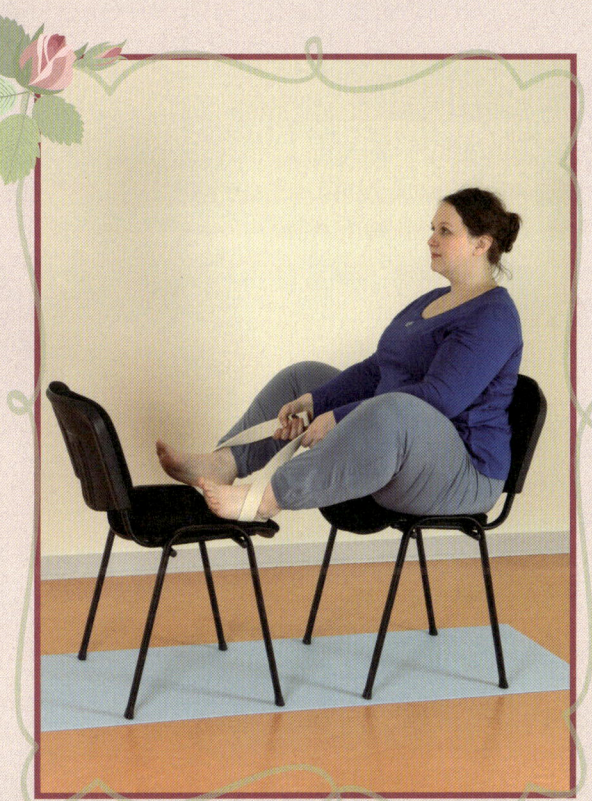

## Ausführung:

1. Stellen Sie 2 Stühle mit den Sitzflächen zueinander auf eine rutschfeste Unterlage.

2. Legen Sie einen Gurt bereit.

3. Setzen Sie sich auf einen Stuhl, und ziehen Sie Ihre Gesäßmuskulatur nach hinten und zur Seite weg.

4. Stellen Sie Ihre Fußsohlen hüftbreit auf den Sitz des zweiten Stuhls. Die Knie sind leicht gebeugt.

5. Legen Sie die Mitte des Gurtes um Ihre Fußsohlen.

6. Rutschen Sie mit Ihrem Gesäß auf dem Stuhl nach vorne, und lehnen Sie Ihren Rücken an die Sitzlehne.

7. Spannen Sie die Bauchmuskulatur an.

8. Beugen Sie sich mit Ihrem Oberkörper langsam etwas nach vorne. Versuchen Sie, sich nur mithilfe der Bauchmuskulatur nach vorne zu beugen. Ziehen Sie sich nicht mit den Armen vor. Der Gurt dient lediglich als Hilfe.

9. Halten Sie den Kopf als gerade Verlängerung der Halswirbelsäule.

10. Atmen Sie 3 bis 5 Mal langsam ein und aus, und halten Sie diese Stellung.

11. Mit der anschließenden Einatmung lehnen Sie sich wieder zurück.

12. Spüren Sie für weitere 3 bis 5 Atemzüge in Ihren Körper hinein. Wie fühlt er sich nun an?

**Dauer:** insgesamt 3 Mal

**Ausgleichsübung:**
*Kutschersitz* (siehe S. 58)

**Hilfsmittel:** 2 Stühle
1 Gurt

→ Bauchmuskulatur ange-
spannt,

→ leicht nach oben schauen.

→ Hals- und Schulter-
muskulatur entspannt.

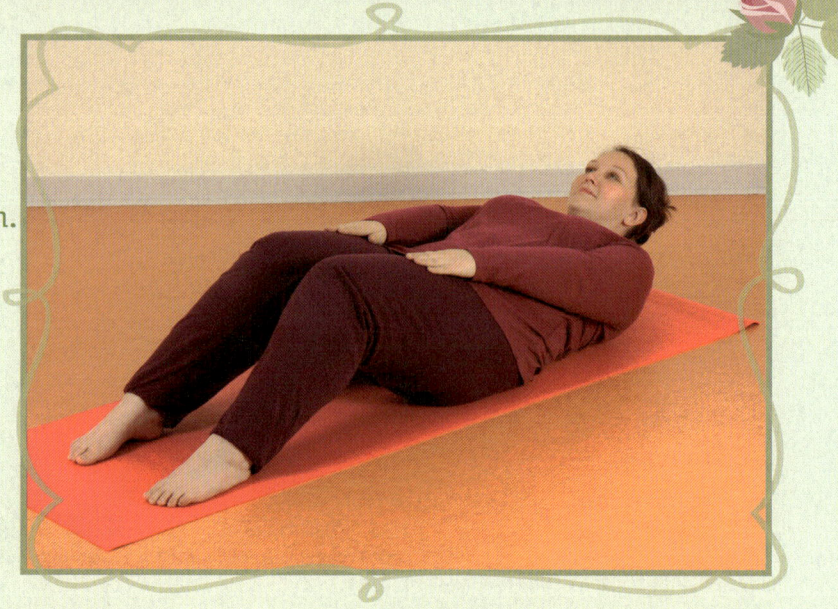

### Ausführung:

1. Legen Sie sich auf den Rücken. Ihre Beine liegen hüftbreit nebeneinander.
2. Winkeln Sie Ihre Beine so weit an, dass die Füße flach auf dem Boden stehen.
3. Legen Sie die Hände auf die Oberschenkel.
4. Spannen Sie die Bauchmuskulatur an.
5. Heben Sie ganz langsam Ihren Oberkörper um etwa 30° an, sodass Ihr unterer Rücken noch den Boden berührt.
6. Halten Sie den Kopf als gerade Verlängerung der Halswirbelsäule.
7. Führen Sie dabei Ihre Hände in Richtung Knie.
8. Atmen Sie 3 bis 5 Mal langsam ein und aus, und halten Sie diese Stellung.
9. Mit der anschließenden Einatmung legen Sie sich langsam wieder auf den Boden.
10. Spüren Sie für weitere 3 bis 5 Atemzüge in Ihren Körper hinein. Wie fühlt er sich nun an?

**Dauer:** insgesamt 3 Mal

### Ausgleichsübung:

*Krokodilsentspannung* im Liegen
(siehe S. 56)

→ Bauchmuskulatur an-
gespannt,
→ Arme waagerecht,
→ Hals- und Schulter-
muskulatur entspannt.

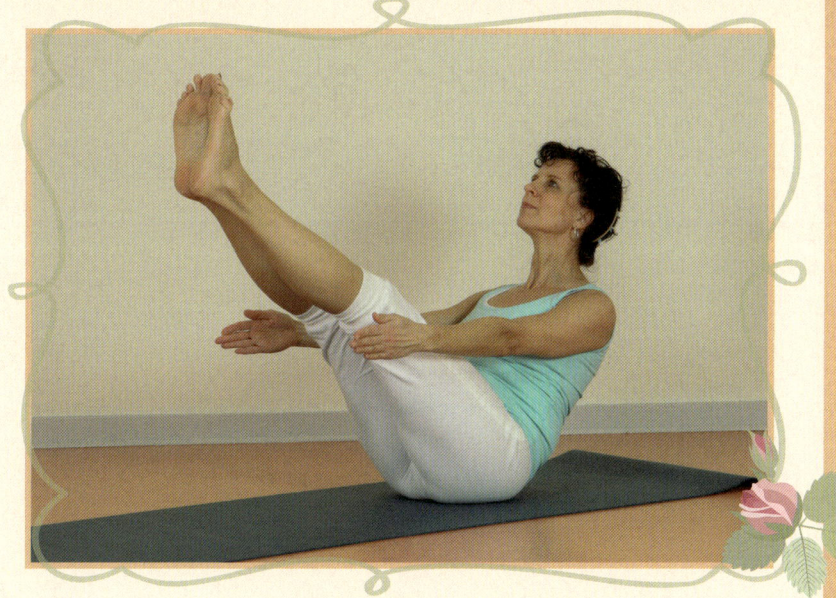

## Ausführung:

1. Legen Sie sich auf den Rücken.
   Ihre Beine liegen geschlossen
   nebeneinander.
2. Legen Sie die Arme mit den
   Handflächen nach unten neben den
   Körper.
3. Spannen Sie die Bauchmuskulatur
   an.
4. Strecken Sie mit der Ausatmung die
   Arme nach vorne. Drehen Sie die
   Handflächen zueinander.
5. Heben Sie gleichzeitig Ihren
   Oberkörper um etwa 45° und die
   Beine möglichst in einem Winkel
   von bis zu 60° an.
6. Strecken Sie die Beine aus und die
   Zehen zur Decke.
7. Versuchen Sie, Ihren Oberkörper
   noch etwas mehr aufzurichten.
8. Arme und Beine sind nun gestreckt.
9. Halten Sie den Rücken gerade, und
   schauen Sie leicht nach oben.

10. Lassen Sie das Körpergewicht
    komplett auf dem Kreuzbein bzw.
    Gesäß ruhen.
11. Entspannen Sie die Hals- und
    Schultermuskulatur.
12. Atmen Sie 3 bis 5 Mal langsam
    ein und aus, und halten Sie diese
    Stellung.
13. Mit der anschließenden Einatmung
    legen Sie sich langsam wieder auf
    den Boden.
14. Spüren Sie für weitere 3 bis 5
    Atemzüge in Ihren Körper hinein.
    Wie fühlt er sich nun an?

**Dauer:** insgesamt 3 Mal

## Ausgleichsübung:

*Krokodilsentspannung* im Liegen
(siehe S. 56)

# Brett mit gebeugten Armen – Chaturanga Dandasana

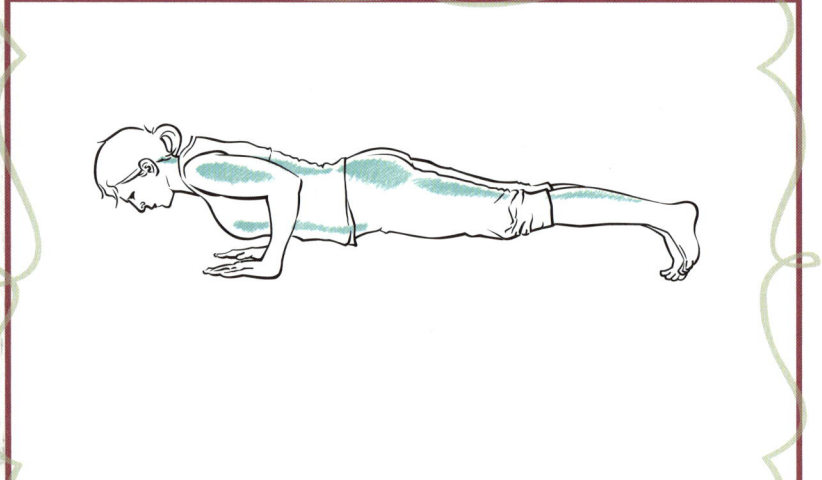

## Wirkung:

- Stärkt den Rücken,
- formt und festigt die Brustmuskulatur,
- hilft gegen verspannte Schultern.

## Wirkungsweise:

Diese Übung stärkt und kräftigt insbesondere die Wirbelsäulenmuskulatur, die wir für unsere Statik und zur Stabilisation brauchen. Sie eignet sich hervorragend, um Rückenproblemen vorzubeugen. Durch das Anspannen der Gesäß- und Bauchmuskulatur werden diese aufgebaut.

Das Körpergewicht ruht auf den Handgelenken, die dadurch gekräftigt werden. Durch die starke Armbeuge wird die Oberarmmuskulatur trainiert.

Auch die Beinmuskulatur wird durch das Verharren in der Übung angespannt und aufgebaut.

Diese Übung kann sich positiv auf die Knochendichte auswirken und somit das Risiko, an Knochenschwund (Osteoporose) zu erkranken, senken.

## Involvierte Muskulatur:

- Schultern,
- Oberarme,
- Rücken,
- Brust,
- Bauch,
- Hüfte,
- Gesäß,
- hinterer Oberschenkel,
- Waden.

## Vorsicht bei:

- Gelenksproblemen in Schultern, Händen und Füßen.

→ Fingerspitzen berühren sich leicht
und zeigen zueinander,

→ Bauch- und Gesäßmuskulatur angespannt,

→ Körper bleibt ganz steif.

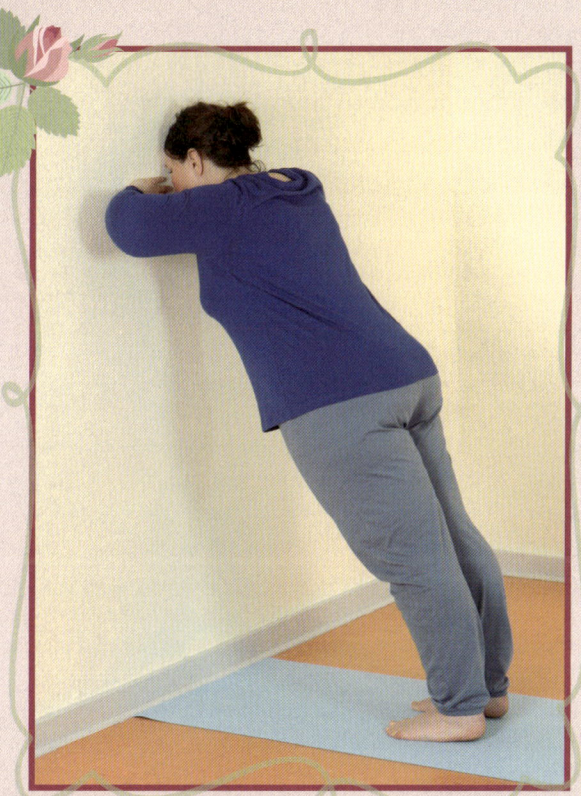

### Ausführung:

1. Stellen Sie sich aufrecht mit dem
Gesicht zur Wand hin. Ihre Füße
stehen hüftbreit nebeneinander. Ihr
Abstand zur Wand beträgt etwa eine
Armlänge.

2. Legen Sie Ihre Hände in
Schulterhöhe an die Wand. Die
Fingerspitzen zeigen zueinander
und berühren sich leicht.

3. Spannen Sie die Gesäß- und
Bauchmuskulatur an, und halten
Sie diese Spannung.

4. Halten Sie Kopf, Hals, Rücken und
Beine in einer Linie.

5. Schauen sie geradeaus.

6. Beugen Sie Ihre Ellbogen.

7. Kommen Sie ganz langsam der
Wand näher, und legen Sie die Stirn
gegen die Hände.

8. Achten Sie auf Ihre
Körperspannung.
Seien Sie steif wie ein Brett.

9. Atmen Sie 3 bis 5 Mal langsam
ein und aus, und halten Sie diese
Stellung.

10. Drücken Sie sich danach ganz
langsam von der Wand weg, und
strecken Sie Ihre Arme durch, bis
Sie gerade stehen. Nehmen Sie die
Arme herunter.

11. Spüren Sie für weitere 3 bis 5
Atemzüge in Ihren Körper hinein.
Wie fühlt er sich nun an?

**Dauer:** insgesamt 3 Mal

**Ausgleichsübung:**
*HA-Atmung* im Stehen (siehe S. 65)

**Hilfsmittel:** Wand

➜ Bauchmuskeln anspannen,

➜ zum Boden schauen.

➜ Kopf und Schultern nähern sich dem Boden,

➜ Ellbogen angewinkelt nah am Körper,

➜ Oberkörper möglichst weit zum Boden.

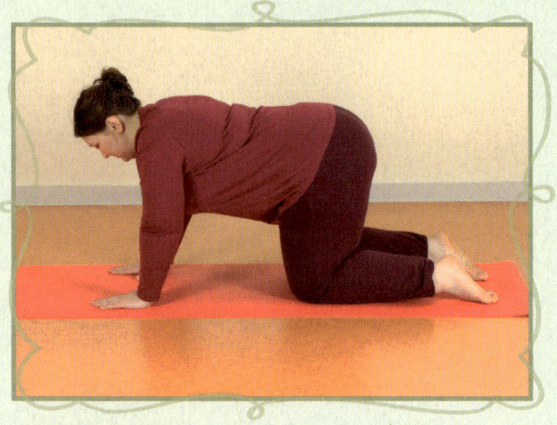 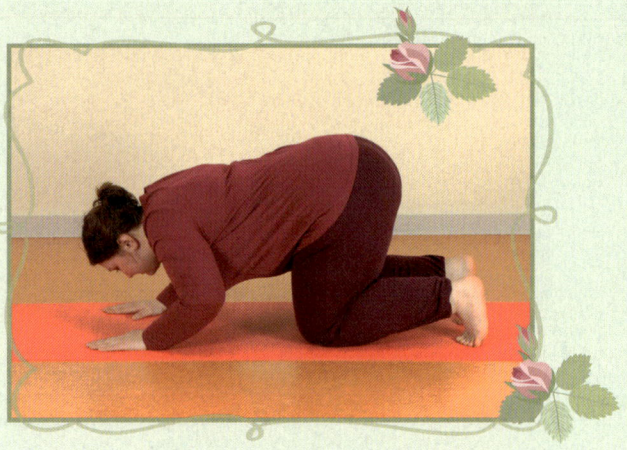

### Ausführung:

1. Gehen Sie in den *Vierfüßlerstand*.
2. Stellen Sie Ihre Zehen auf.
3. Spannen Sie die Gesäß- und Bauchmuskulatur an, und halten Sie diese Spannung.
4. Schieben Sie Ihren Kopf und die Schultern in Richtung Boden. Dabei beugen sich die Ellbogen so weit, dass Sie in eine liegestützähnliche Bewegung kommen.
5. Gehen Sie nun mit dem Oberkörper möglichst weit hinunter.
6. Halten Sie Kopf, Hals und Rücken in einer Linie.
7. Schauen Sie nach unten.
8. Stützen Sie sich mit den Handflächen ab. Die Ellbogen sind angewinkelt und liegen am Oberkörper an.
9. Achten Sie auf Ihre Körperspannung. Seien Sie steif wie ein Brett.
10. Atmen Sie 3 bis 5 Mal langsam ein und aus, und halten Sie diese Stellung.
11. Drücken Sie sich mit den Armen hoch.
12. Kommen Sie wieder zurück in den *Vierfüßlerstand*.
13. Setzen Sie sich bequem hin.
14. Spüren Sie für weitere 3 bis 5 Atemzüge in Ihren Körper hinein. Wie fühlt er sich nun an?

**Dauer:** insgesamt 3 Mal

### Ausgleichsübung:
*Stellung des Kindes (siehe S. 172)*

➜ Bauch- und Gesäßmus-
kulatur angespannt,
➜ Ellbogen angewinkelt
und liegen am Ober-
körper an,
➜ nur Handflächen und
Zehen berühren den
Boden.

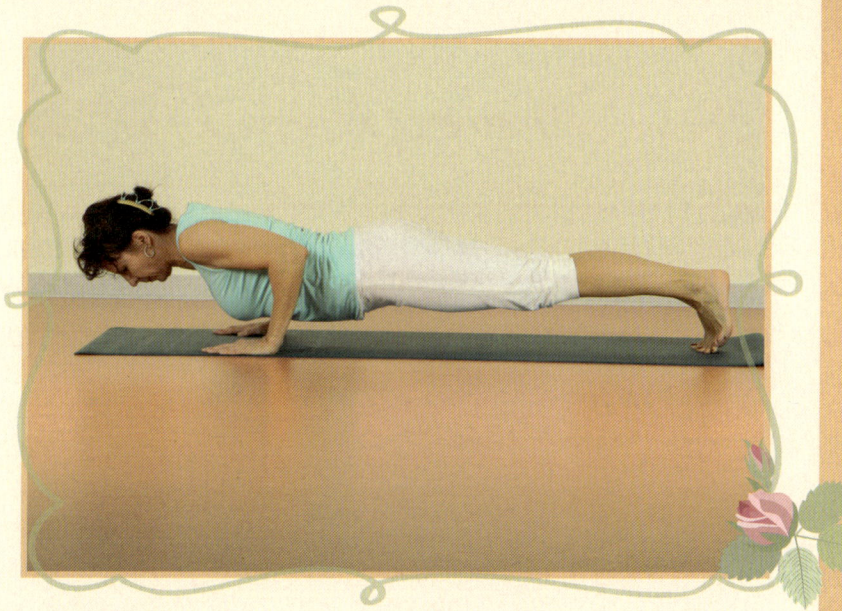

## Ausführung:

1. Legen Sie sich auf den Bauch. Auch Ihre Stirn ruht auf dem Boden. Die Beine liegen geschlossen nebeneinander.
2. Setzen Sie die Handflächen unter den Schultern auf dem Boden auf. Die Fingerspitzen zeigen nach vorne. Die Arme sind dicht am Körper.
3. Stellen Sie Ihre Zehen auf.
4. Spannen Sie die Gesäß- und Bauchmuskulatur an, und halten Sie diese Spannung.
5. Heben Sie nun erst den Oberkörper, dann die Beine.
6. Halten Sie Kopf, Hals, Rücken und Beine in einer Linie.
7. Schauen Sie nach unten.
8. Die Ellbogen sind angewinkelt und liegen am Oberkörper an.
9. Nur die Handflächen und Zehen berühren den Boden.
10. Achten Sie auf Ihre Körperspannung. Seien Sie steif wie ein Brett.
11. Atmen Sie 3 bis 5 Mal langsam ein und aus, und halten Sie diese Stellung.
12. Anschließend legen Sie sich wieder auf den Bauch, indem Sie zuerst Ihre Knie aufsetzen. Ihre Stirn ruht auf dem Boden.
13. Spüren Sie für weitere 3 bis 5 Atemzüge in Ihren Körper hinein. Wie fühlt er sich nun an?

**Dauer:** insgesamt 3 Mal

## Ausgleichsübung:
*Stellung des Kindes* (siehe S. 172)

# Dreieck – Trikonasana

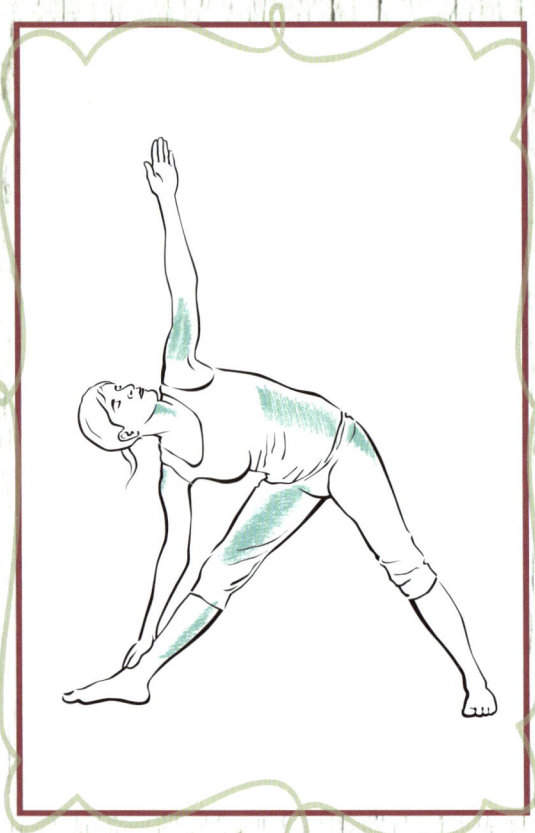

**Wirkungsweise:**
Die Drehung des *Dreiecks* macht Beine und Hüfte elastischer. Bei der Streckung des Arms und der Kopfwendung zur Hand werden auch die Schultern und der Nacken geschmeidiger. Aber auch der Gleichgewichtssinn wird in dieser instabilen Position geschult.
Der gesamte Oberkörper wird bei dieser Übung gedehnt. Dabei kann sich der Brustkorb weiten, und die Lungenkapazität verbessert sich. Auch im Rücken erfolgt eine Streckung mit Stärkung der Rückenmuskulatur. Rückenschmerzen können dadurch gelindert werden. Die Dehnung, die Streckung und die Drehung erwirken eine bessere Durchblutung und Anregung der inneren Organe. Das kann sich positiv auf die Verdauung und die Funktion der Unterleibsorgane auswirken.
Das Dreieck harmonisiert und stimuliert das Nervensystem.

**Wirkung:**
- Gut gegen Rückenschmerzen und Skoliose,
- macht Nacken, Schultern und Knie elastischer,
- schult den Gleichgewichtssinn,
- kräftigt die Hüft-, Schenkel- und Beinmuskulatur.

**Involvierte Muskulatur:**
- Arme,
- Hals,
- Bauch,
- Hüfte,
- Gesäß,
- Oberschenkel,
- Waden.

**Vorsicht bei:**
- Hüftgelenksschäden,
- Problemen mit dem Ischias,
- Herzproblemen.

→ Rechtes Bein gerade,
→ rechte Hand so weit wie möglich unten,
→ zur linken Hand schauen.

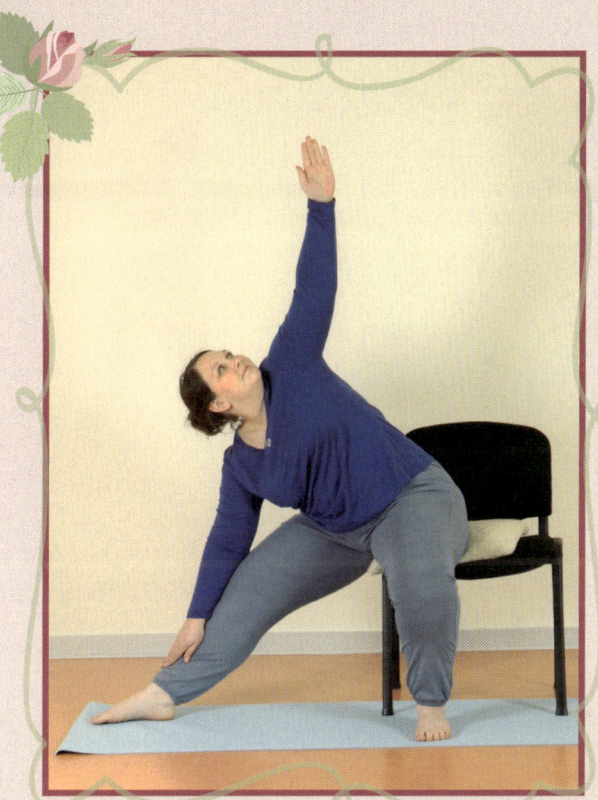

**Ausführung:**

1. Stellen Sie einen Stuhl auf eine rutschfeste Unterlage.
2. Setzen Sie sich so auf den Stuhl, dass Sie Ihr rechtes Bein zur Seite strecken können. Die Fußsohle berührt komplett den Boden.
3. Das linke Bein ist gerade vor dem Stuhl.
4. Fahren Sie mit Ihrer rechten Hand am ausgestreckten rechten Bein, so weit es geht, hinunter.
5. Heben Sie Ihren linken Arm, und strecken Sie ihn gerade zur Decke. Dabei zeigt die Handfläche nach vorne und der Daumen in die gleiche Richtung wie der rechte Fuß.
6. Schauen Sie in Richtung linke Hand, so weit es für die Halswirbelsäule noch angenehm ist.
7. Atmen Sie 3 bis 5 Mal langsam ein und aus, und halten Sie diese Stellung.
8. Nehmen Sie den linken Arm wieder herunter.
9. Kommen Sie mit Oberkörper, Kopf und rechtem Fuß wieder zur Mitte zurück.
10. Lassen Sie sich nach vorne aushängen.
11. Spüren Sie für weitere 3 bis 5 Atemzüge in Ihren Körper hinein. Wie fühlen sich beide Körperhälften nun an? Gibt es Unterschiede?

**Dauer:** insgesamt 3 Mal pro Seite

**Ausgleichsübung:**
*Kutschersitz* (siehe S. 58)

**Hilfsmittel:** 1 Stuhl

➜ Arme bilden
   eine Linie,
➜ Beine
   gestreckt,
➜ Fußspitze
   nach rechts.

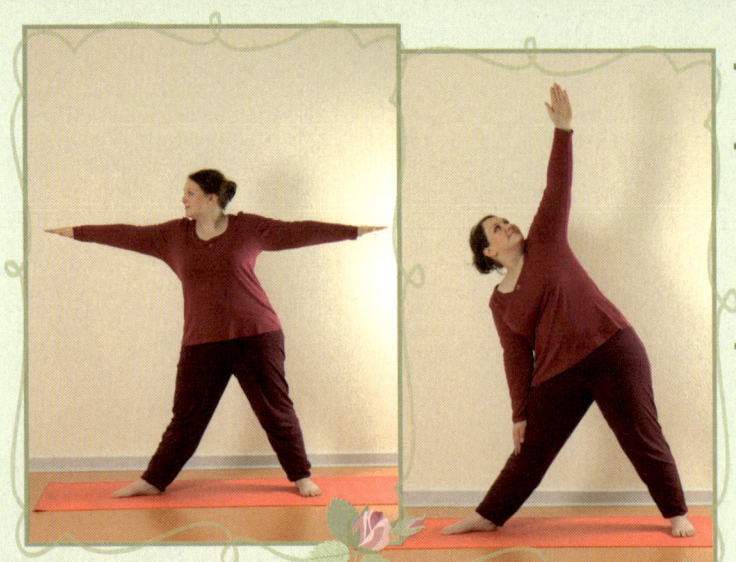

➜ Beine
   gestreckt,
➜ rechte Hand
   so tief wie
   möglich
   am rechten
   Bein,
➜ zur linken
   Hand schau-
   en.

### Ausführung:

1. Stellen Sie sich mit gegrätschten Beinen hin.
2. Heben Sie Ihre Arme auf Schulterhöhe an, sodass sie parallel zum Boden sind. Die Handflächen zeigen nach unten. Die Finger sind gestreckt, und der Daumen liegt an.
3. Drehen Sie den rechten Fuß um 90° nach rechts. Beide Beine werden gestreckt.
4. Fahren Sie mit Ihrer rechten Hand, so weit es geht, am ausgestreckten rechten Bein hinunter.

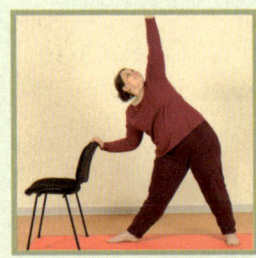

*Tipp* Sie können sich als Stütze einen Stuhl hinstellen oder sich mit dem Rücken vor eine Wand stellen.

5. Heben Sie Ihren linken Arm, und strecken Sie ihn gerade zur Decke. Dabei zeigt die Handfläche nach vorne und der Daumen in die gleiche Richtung wie der rechte Fuß.

6. Schauen Sie in Richtung linke Hand, so weit es für die Halswirbelsäule noch angenehm ist.
7. Atmen Sie 3 bis 5 Mal langsam ein und aus, und halten Sie diese Stellung.
8. Nehmen Sie den linken Arm wieder herunter.
9. Kommen Sie mit Oberkörper, Kopf und rechtem Fuß wieder zur Mitte zurück.
10. Lassen Sie sich nach vorne aushängen.
11. Spüren Sie für weitere 3 bis 5 Atemzüge in Ihren Körper hinein. Wie fühlen sich beide Körperhälften nun an? Gibt es Unterschiede?

**Dauer:** insgesamt 3 Mal pro Seite

**Ausgleichsübung:**
*HA-Atmung* im Stehen (siehe S. 65)

**Hilfsmittel:** 1 Stuhl (eventuell)
Wand (eventuell)

→ Arme bilden eine Linie,
→ Beine gestreckt,
→ zur ausgestreckten Hand schauen.

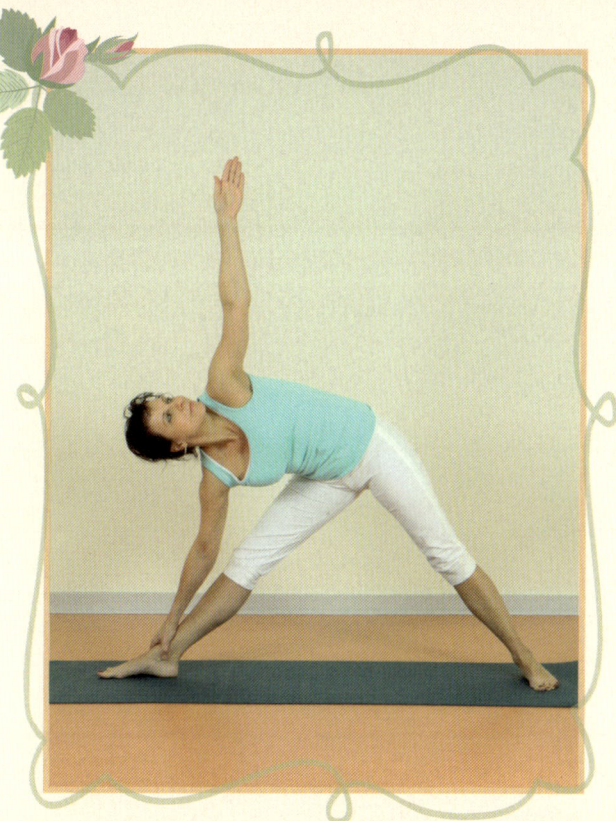

## Ausführung:

1. Stellen Sie sich breitbeinig hin.
   Je weiter die Beine voneinander
   entfernt sind, desto effektiver ist
   die Übung.
2. Heben Sie Ihre Arme auf Schulterhöhe an, sodass sie parallel zum
   Boden sind. Die Handflächen
   zeigen nach unten. Die Finger sind
   gestreckt, und der Daumen liegt an.
3. Drehen Sie den rechten Fuß um 90°
   nach rechts. Beide Beine werden
   gestreckt.
4. Fahren Sie mit Ihrer rechten Hand,
   so weit es geht, am ausgestreckten
   rechten Bein hinunter. Platzieren
   Sie die Hand an der Außenseite des
   rechten Beines.
5. Heben Sie Ihren linken Arm, und
   strecken Sie ihn gerade zur Decke.
   Dabei zeigen die Handfläche nach
   vorne und der Daumen in die
   gleiche Richtung wie der rechte
   Fuß.
6. Schauen Sie in Richtung
   linke Hand, soweit es für die
   Halswirbelsäule noch angenehm ist.
7. Atmen Sie 3 bis 5 Mal langsam
   ein und aus, und halten Sie diese
   Stellung.

8. Nehmen Sie den linken Arm wieder
   herunter.
9. Kommen Sie mit Oberkörper, Kopf
   und rechtem Fuß wieder zur Mitte
   zurück.
10. Lassen Sie sich nach vorne
    aushängen.
11. Spüren Sie für weitere 3 bis 5
    Atemzüge in Ihren Körper hinein.
    Wie fühlen sich beide Körperhälften
    nun an? Gibt es Unterschiede?

**Dauer:** insgesamt 3 Mal pro Seite

**Ausgleichsübung:**
*HA-Atmung* im Stehen (siehe S. 65)

# Fisch – Matsyasana

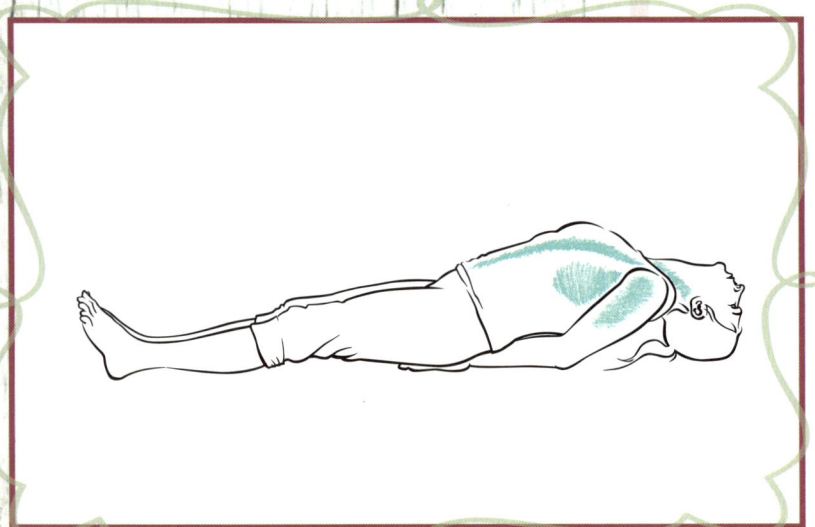

**Wirkung:**
- Hilfreich gegen Atembeschwerden und Asthma,
- reguliert die Schilddrüsenfunktion,
- kräftigt und entspannt die Nacken- und die obere Rückenmuskulatur.

**Wirkungsweise:**
Durch die Überstreckung des Kopfes und die Dehnung des Oberkörpers ist diese Übung sehr wirkungsvoll gegen Atembeschwerden. Sie erleichtert das Atmen und weitet den Brustkorb. Dadurch kann eine bessere Belüftung der Lungen erfolgen.

Der Kopf geht maximal in den Nacken. Zusammen mit der anschließenden Entspannung kann die Übung bei Nackenverspannungen Linderung bringen. Auch der Halsbereich wird entlastet.

Die starke Streckung des Halses wirkt auf die Schilddrüse. Die Übung kann unterstützend zu deren Harmonisierung führen und hilft, den Stoffwechsel anzuregen.

Die Dehnung des gesamten Oberkörpers regt die inneren Organe an. Das Becken und der Verdauungstrakt werden besser durchblutet und die Verdauung angeregt.

**Involvierte Muskulatur:**
- Hals,
- Schultern,
- Brust,
- Bauch.

**Vorsicht bei:**
- Halswirbelsäulenbeschwerden,
- Hand- und Ellbogenleiden.

→ Bauchmuskeln angespannt,
→ Schulterblätter schieben zueinander,
→ Brustbein zieht nach oben.

### Ausführung:

1. Stellen Sie sich mit dem Rücken etwa 50 cm von einer Wand entfernt hin. Stehen Sie aufrecht. Ihre Füße stehen hüftbreit nebeneinander.
2. Verschränken Sie Ihre Hände hinter dem Rücken.

*Tipp* Gelingt Ihnen dies nicht, greifen Sie mit beiden Händen einen Gurt.

3. Spannen Sie die Gesäß- und Bauchmuskulatur an.
4. Schieben Sie das Brustbein nach oben, indem Sie Ihre Schulterblätter zusammenschieben.
5. Gehen Sie bewusst ins Hohlkreuz.
6. Legen Sie Ihren Kopf so weit in den Nacken, wie es für die Halswirbelsäule noch angenehm ist. Bei Problemen mit der Halswirbelsäule sollte der Kopf eine gerade Verlängerung der Halswirbelsäule bilden.
7. Atmen Sie 3 bis 5 Mal langsam ein und aus, und halten Sie diese Stellung.
8. Kommen Sie langsam mit Ihrem Kopf in die aufrechte Position.

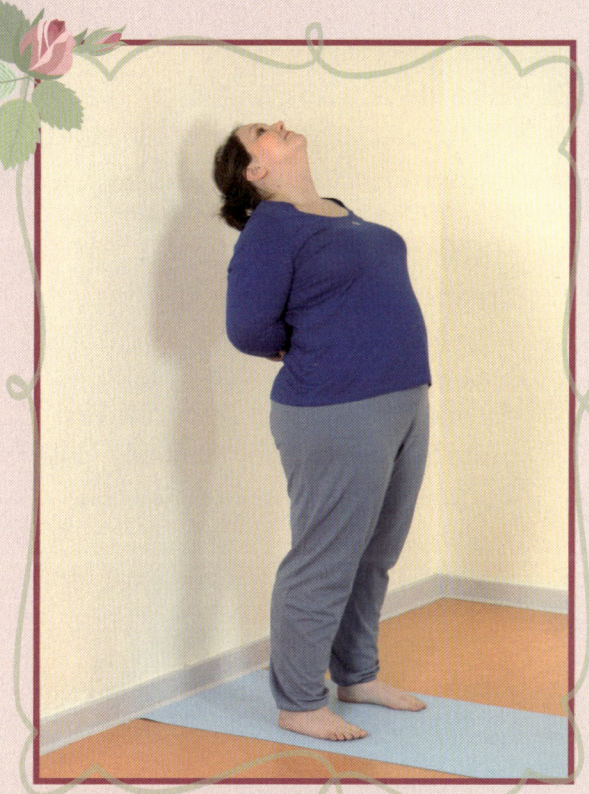

9. Nehmen Sie Ihre Hände neben den Körper.
10. Spüren Sie für weitere 3 bis 5 Atemzüge in Ihren Körper hinein. Wie fühlt er sich nun an?

**Dauer:** insgesamt 3 Mal

**Ausgleichsübung:**
*HA-Atmung* im Stehen (siehe S. 65)

**Hilfsmittel:** Wand

→ Bauchmuskeln anspannen,
→ Schulterblätter schieben zueinander,
→ Brustbein zieht nach oben.

### Ausführung:

1. Stellen Sie einen Stuhl auf eine rutschfeste Unterlage.
2. Setzen Sie sich auf den Stuhl, sodass die Lehne an Ihrer rechten Seite ist, und stellen Sie beide Füße hüftbreit nebeneinander auf den Boden.
3. Verschränken Sie Ihre Hände hinter dem Rücken.

*Tipp* *Gelingt Ihnen dies nicht, greifen Sie mit beiden Händen einen Gurt.*

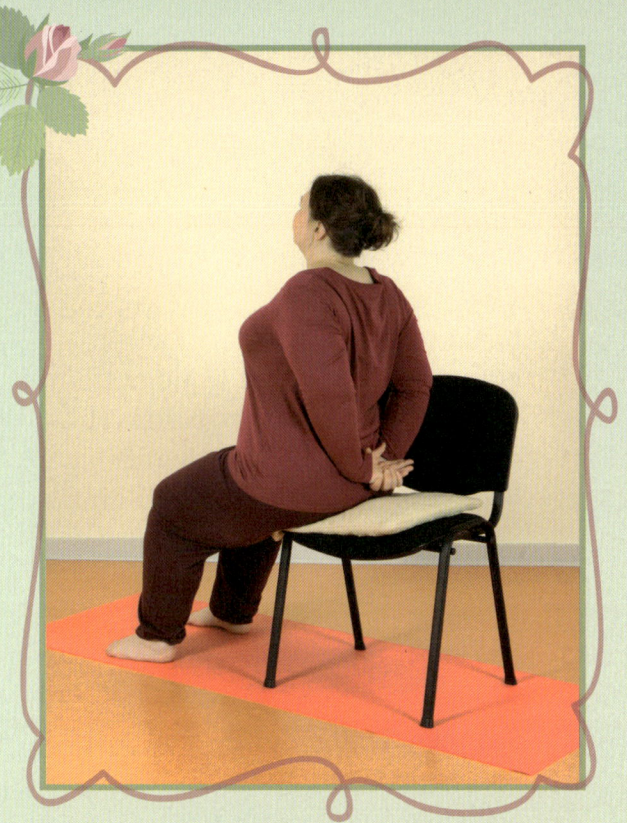

4. Spannen Sie die Gesäß- und Bauchmuskulatur an.
5. Schieben Sie das Brustbein nach oben, indem Sie Ihre Schulterblätter zusammenschieben.
6. Gehen Sie bewusst ins Hohlkreuz.
7. Gehen Sie mit dem Kopf so weit in den Nacken, wie es für die Halswirbelsäule noch angenehm ist. Bei Problemen mit der Halswirbelsäule sollte der Kopf eine gerade Verlängerung der Halswirbelsäule bilden.
8. Atmen Sie 3 bis 5 Mal langsam ein und aus, und halten Sie diese Stellung.

9. Kommen Sie langsam mit Ihrem Kopf in die aufrechte Position.
10. Nehmen Sie Ihre Hände neben den Körper.
11. Spüren Sie für weitere 3 bis 5 Atemzüge in Ihren Körper hinein. Wie fühlt er sich nun an?

**Dauer:** insgesamt 3 Mal

**Ausgleichsübung:**
*Kutschersitz* (siehe S. 58)

**Hilfsmittel:** 1 Stuhl
1 Gurt (eventuell)

→ Bauchmuskulatur stark angespannt,

→ Ellbogen dicht am Körper,

→ Gewicht auf Gesäß, Händen und Ellbogen.

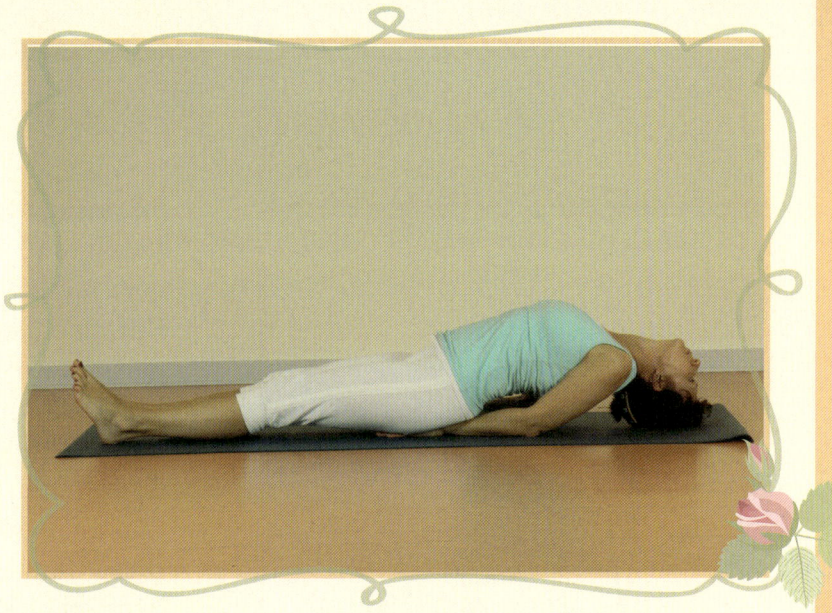

## Ausführung:

1. Legen Sie sich auf den Rücken. Ihre Beine liegen geschlossen nebeneinander.
2. Heben Sie die rechte Gesäßhälfte leicht an, und schieben Sie den rechten Arm möglichst gerade unter den Rücken.
3. Schieben Sie nun den linken Arm genauso unter den Rücken. Die Handflächen liegen auf dem Boden.
4. Versuchen Sie, beide Ellbogen dichter zueinander zu bringen.
5. Spannen Sie die Bauchmuskulatur stark an.
6. Stützen Sie die Ellbogen auf, und wölben Sie den Oberkörper.
7. Gehen Sie bewusst ins Hohlkreuz.
8. Schieben Sie das Brustbein nach oben, indem Sie Ihre Schulterblätter zusammenschieben.
9. Das Gewicht liegt auf Gesäß und Ellbogen, nicht auf dem Kopf! Dieser liegt nur locker auf.
10. Atmen Sie 3 bis 5 Mal langsam ein und aus, und halten Sie diese Stellung.
11. Schieben Sie vorsichtig Ihren Kopf zurück.
12. Legen Sie die Hände neben den Körper.
13. Spüren Sie für weitere 3 bis 5 Atemzüge in Ihren Körper hinein. Wie fühlt er sich nun an?

**Dauer:** insgesamt 3 Mal

## Ausgleichsübung:
*Glückliches Baby* (siehe S. 106)

# Glückliches Baby –
# Ananda Balasana

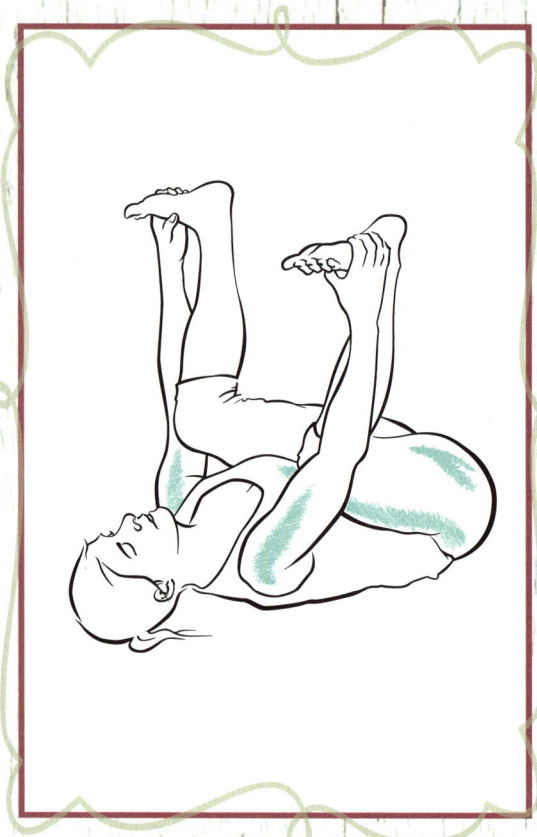

**Wirkungsweise:**

Durch die Spreizung mit gleichzeitigem Anziehen der Beine werden die Hüftgelenke gelockert und die Gesäßmuskulatur und die hinteren Beinmuskeln gedehnt. Das Becken öffnet sich. Besonders der untere Rücken wird im Bereich der Lendenwirbelsäule gedehnt und entspannt.

Diese Übung trainiert die Bauch- und Beckenmuskulatur, da sie im Wechselspiel angespannt und entspannt werden. Um die Beckenmuskulatur anzuspannen, stellen Sie sich vor, den Harnstrahl stoppen zu wollen.

Die Oberschenkel werden an den Körper gedrückt. Dadurch findet eine Massage und bessere Durchblutung der Unterleibsorgane statt. Die Verdauung wird somit angeregt.

Diese Übung bringt Entspannung und Vitalität.

**Wirkung:**

- entspannt den gesamten unteren Rücken,
- öffnet und weitet den Beckenraum,
- dehnt die Beckenmuskulatur.

**Involvierte Muskulatur:**

- Schultern,
- Bauch,
- Becken,
- Gesäß,
- Oberschenkel.

**Vorsicht bei:**

- Gelenkproblemen in Hüfte und Knie.

→ Zehen zeigen zur Decke,
→ Füße so nah wie möglich herangezogen.

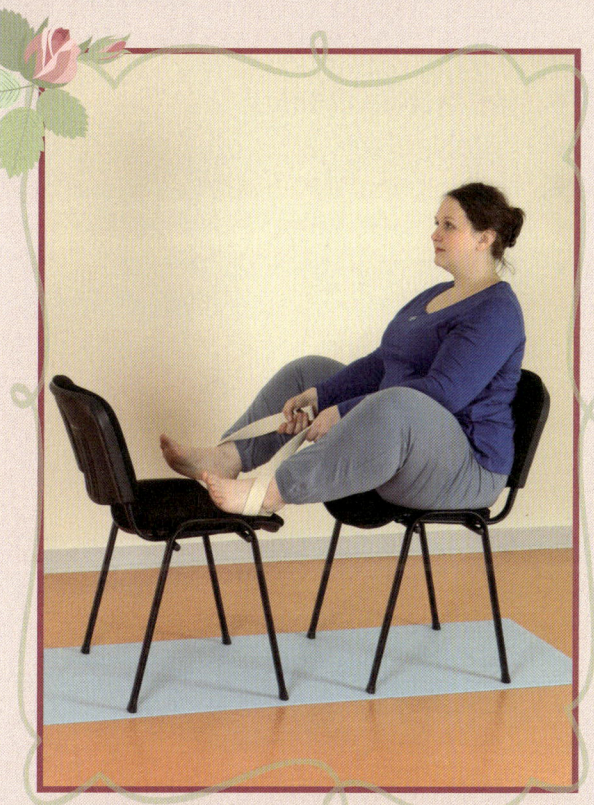

**Ausführung:**

1. Stellen Sie 2 Stühle mit den Sitzflächen zueinander auf eine rutschfeste Unterlage.
2. Legen Sie einen Gurt bereit.
3. Setzen Sie sich auf den einen Stuhl, und ziehen Sie Ihre Gesäßmuskulatur nach hinten und zur Seite weg.
4. Stellen Sie Ihre Fußsohlen hüftbreit auf den Sitz des zweiten Stuhls. Die Knie sind leicht gebeugt.
5. Sitzen Sie gerade.
6. Stellen Sie die Füße auf den Fersen auf. Die Zehen zeigen in Richtung Decke.
7. Legen Sie die Mitte des Gurtes um Ihre Fußsohlen.
8. Lassen Sie die Knie so weit wie möglich zur Seite fallen.
9. Greifen Sie den Gurt mit beiden Händen.
10. Mit der Einatmung spannen Sie Ihre Bauch- und Beckenmuskulatur an. Ziehen Sie die Oberschenkel so weit wie möglich seitlich zu sich heran.
11. Mit der Ausatmung entspannen Sie den gesamten Körper.
12. Atmen Sie 3 bis 5 Mal langsam ein und aus. Mit jedem Atemzyklus wiederholen Sie die obigen Schritte.
13. Setzen Sie sich entspannt hin.
14. Spüren Sie für weitere 3 bis 5 Atemzüge in Ihren Körper hinein. Wie fühlt er sich nun an?

**Dauer:** insgesamt 3 Mal

**Ausgleichsübung:**
*Kutschersitz* (siehe S. 58)

**Hilfsmittel:** 2 Stühle
1 Gurt

107

→ Gurt liegt um beide
Fußsohlen,
→ Hände greifen den Gurt.

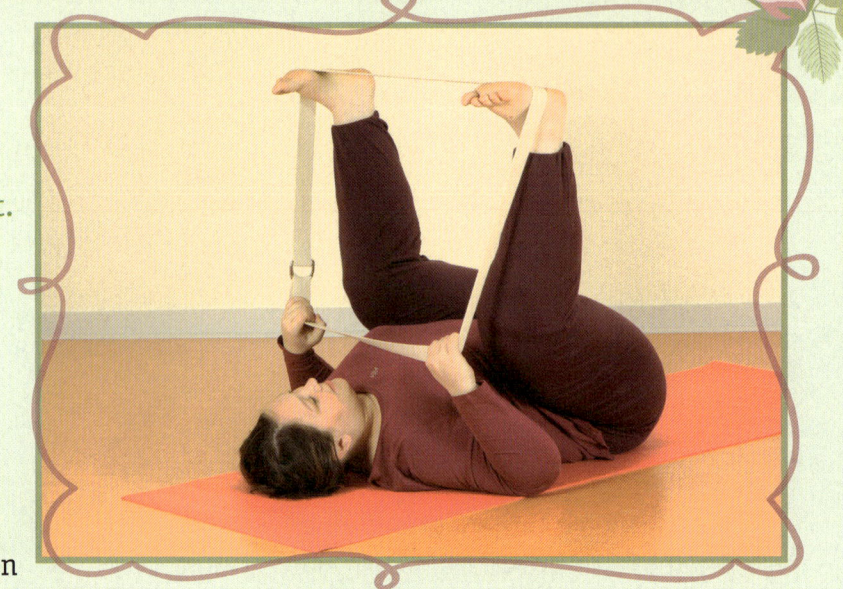

### Ausführung:

1. Legen Sie einen Gurt bereit.
2. Setzen Sie sich auf den Boden, und stellen Sie beide Beine hüftbreit nebeneinander.
3. Legen Sie den Gurt um Ihre Fußsohlen.
4. Legen Sie sich auf den Rücken.
5. Ziehen Sie erst das eine und dann das andere Knie zum Brustkorb.

*Tipp* *Sie können sich ein Kissen unter das Gesäß schieben, dann kippt das Becken besser, und die Übung ist leichter auszuführen.*

6. Öffnen Sie die Knie mehr als brustkorbweit. Die Oberschenkel bleiben am Bauch.
7. Richten Sie Ihre Unterschenkel senkrecht auf. Die Fußsohlen zeigen zur Decke.
8. Greifen Sie den Gurt mit beiden Händen.
9. Schultern und Kopf bleiben während der gesamten Übung auf dem Boden liegen.

10. Mit der Einatmung spannen Sie Ihre Bauch- und Beckenmuskulatur an. Ziehen Sie die Oberschenkel so weit wie möglich seitlich zum Boden.
11. Mit der Ausatmung entspannen Sie den gesamten Körper.
12. Atmen Sie 3 bis 5 Mal langsam ein und aus. Mit jedem Atemzyklus wiederholen Sie die obigen Schritte.
13. Mit der letzten Einatmung stellen Sie die Beine auf und legen die Arme neben den Körper.
14. Spüren Sie für weitere 3 bis 5 Atemzüge in Ihren Körper hinein. Wie fühlt er sich nun an?

**Dauer:** insgesamt 3 Mal

**Ausgleichsübung:**
*Krokodilsentspannung* im Liegen
(siehe S. 56)

**Hilfsmittel:** 1 Gurt
1 Kissen (eventuell)

→ Fußsohlen zeigen zur
Decke,
→ Unterschenkel senk-
recht.

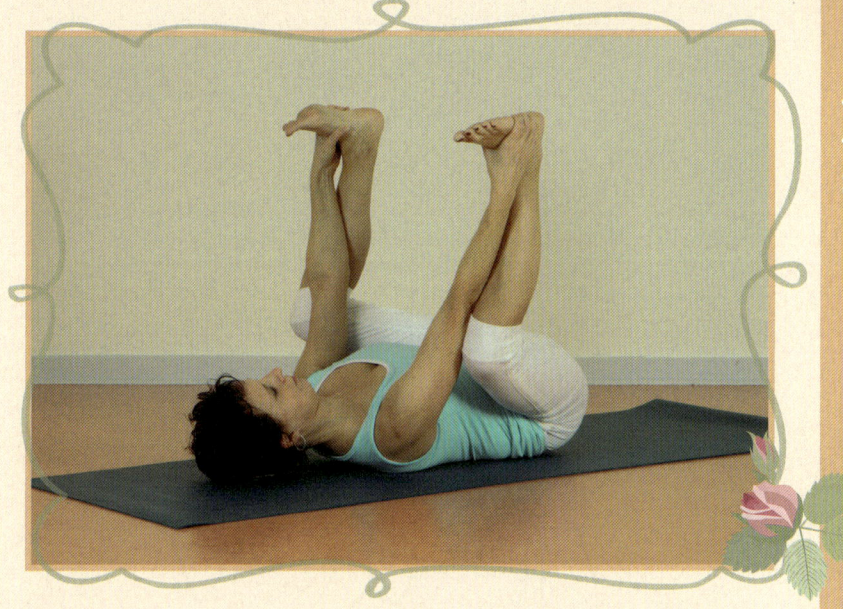

**Ausführung:**

1. Legen Sie sich auf den Rücken.
Ihre Beine liegen hüftbreit
nebeneinander.
2. Die Arme liegen locker neben dem
Körper. Die Handflächen zeigen
nach oben.
3. Stellen Sie Ihre Beine auf.
4. Ziehen Sie erst das eine und dann
das andere Knie zum Brustkorb.
5. Öffnen Sie die Knie, sodass sie sich
neben dem Brustkorb befinden.
6. Richten Sie Ihre Unterschenkel
senkrecht auf. Die Fußsohlen
zeigen zur Decke.
7. Greifen Sie die Außenseiten der
Fußsohlen.
8. Schulterblätter und Kopf bleiben
während der gesamten Übung auf
dem Boden liegen.
9. Mit der Einatmung spannen Sie Ihre
Bauch- und Beckenmuskulatur an.
Ziehen Sie die Oberschenkel so weit
wie möglich seitlich zum Boden.

10. Mit der Ausatmung entspannen Sie
den gesamten Körper.
11. Atmen Sie 3 bis 5 Mal langsam ein
und aus. Mit jedem Atemzyklus
wiederholen Sie die obigen Schritte.
12. Mit der letzten Einatmung lassen
Sie die Beine langsam absinken und
legen die Arme neben den Körper.
13. Spüren Sie für weitere 3 bis 5
Atemzüge in Ihren Körper hinein.
Wie fühlt er sich nun an?

**Dauer:** insgesamt 3 Mal

**Ausgleichsübung:**
*Krokodilsentspannung* im Liegen
(siehe S. 56)

# Halber Drehsitz
# – Ardha Matsyendrasana

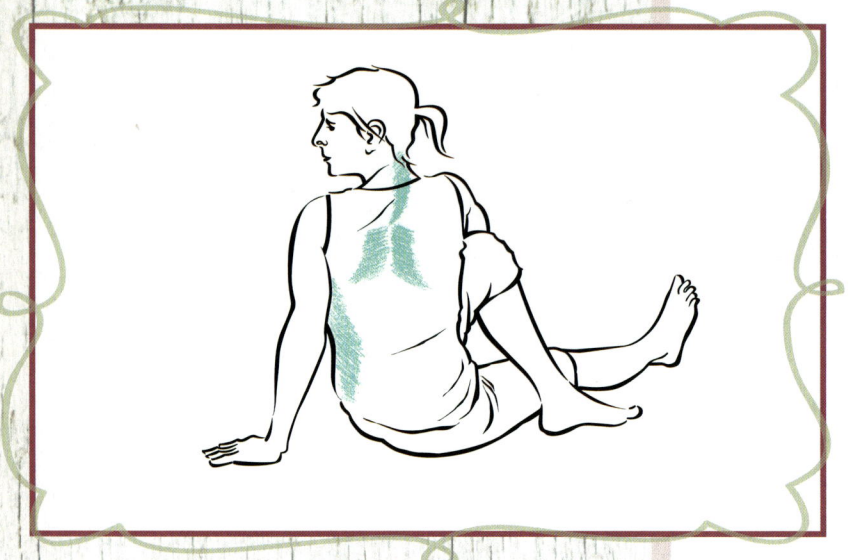

**Wirkung:**
- Behandlung und Vorbeugung chronischer Kreuzschmerzen,
- Hilft gegen Schulter- und Nacken-verspannung,
- fördert die Verdauung,
- wirkt beruhigend auf das Nerven-system.

**Wirkungsweise:**

Durch die Drehung des Oberkörpers wird die Wirbelsäule gelockert, vitalisiert und elastisch gehalten. Der Kreislauf wird belebt und die Blutzufuhr zu den Wirbeln stimuliert. Die Drehbewegung sorgt für die Entgiftung des Körpers, indem die inneren Organe wie Leber, Nieren, Nebennieren, Milz, Bauchspeicheldrüse und Lymphe angeregt werden. Weiterhin werden die Organe im Bauchraum massiert. Dadurch findet eine bessere Durchblutung der Unterleibs- und Verdauungsorgane statt, sodass die Verdauung gefördert wird. Der *Halbe Drehsitz* fördert den Abbau von Fettgewebe, weil er den Energieverbrauch steigert.

Da die gesamte Wirbelsäule und deren Muskulatur mobilisiert werden, ist die Asana sehr hilfreich gegen Rückenbeschwerden. Durch die Beinstellung werden Gesäß, Hüfte und die Gelenke gedehnt und gekräftigt. Auch die Schultern werden, bedingt durch die Stellung der Arme, geschmeidiger und die Gelenkflüssigkeit kann besser zirkulieren. Durch die Drehung des Kopfes wird die Halswirbelsäule mit der entsprechenden Muskulatur ebenfalls gedehnt und entspannt.

Die Übung wirkt beruhigend auf das Nervensystem und harmonisiert Geist und Körper.

**Involvierte Muskulatur:**
- Hals und Nacken,
- Rücken,
- Bauch,
- Hüfte,
- Gesäß.

**Vorsicht bei:**
- Gelenkproblemen in Hüfte und Knie,
- Meniskusbeschwerden,
- Handgelenksschmerzen.

→ Hand zieht linkes Knie zur rechten Seite,
→ Kopf schaut über die Schulter,
→ Halswirbelsäule nur so weit drehen, wie angenehm,
→ Oberkörper ist gedreht,
→ Wirbelsäule ist aufgerichtet.

### Ausführung:

1. Stellen Sie einen Stuhl auf eine rutschfeste Unterlage.
2. Setzen Sie sich auf den Stuhl, und stellen Sie beide Füße nebeneinander auf den Boden.
3. Ziehen Sie Ihre Gesäßmuskulatur nach hinten und zur Seite weg.
4. Stellen Sie Ihren linken Fuß auf einen Block, sodass Ihr linkes Bein höher ist als das rechte.
5. Greifen Sie mit der rechten Hand Ihr linkes Knie.
6. Schauen Sie geradeaus über Ihre linke Schulter. Die Halswirbelsäule ist aufgerichtet.
7. Mit der Einatmung strecken Sie Ihre Wirbelsäule.
8. Mit der Ausatmung drehen Sie sich weiter zur linken Seite.
9. Ihre rechte Hand zieht dabei das linke Knie zur rechten Seite.
10. Wiederholen Sie die obigen Schritte für 3 bis 5 Atemzyklen. Versuchen Sie, die erreichte Position zu halten und sich mit jeder Ausatmung noch ein bisschen mehr in die Stellung zu drehen, wie ein Schraubstock.

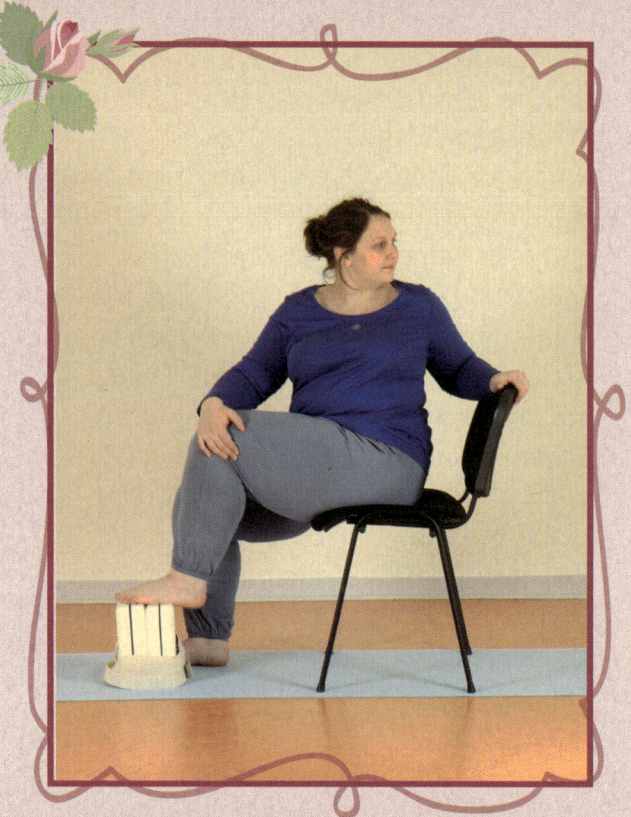

11. Kommen Sie dann mit der Einatmung zur Mitte zurück.
12. Spüren Sie für weitere 3 bis 5 Atemzüge in Ihren Körper hinein. Wie fühlen sich beide Körperhälften nun an? Gibt es Unterschiede?

**Dauer:** insgesamt 3 Mal pro Seite

**Ausgleichsübung:**
*Kutschersitz* (siehe S. 58)

**Hilfsmittel:** 1 Stuhl
2 Blöcke

→ Arm drückt Knie weg,
→ Kopf schaut über die Schulter,
→ Halswirbelsäule nur so weit drehen wie angenehm,
→ Oberkörper ist gedreht,
→ Wirbelsäule ist aufgerichtet.

### Ausführung:

1. Stellen Sie einen Stuhl auf eine rutschfeste Unterlage.
2. Setzen Sie sich auf den Stuhl, und stellen Sie beide Füße nebeneinander auf den Boden.
3. Ziehen Sie Ihre Gesäßmuskulatur nach hinten und zur Seite weg.
4. Schlagen Sie Ihr linkes Bein über das rechte.
5. Drehen Sie Ihren Oberkörper nach links, und greifen Sie mit der linken Hand die Stuhllehne.
6. Knicken sie leicht im linken Ellbogen ein, damit die Schulter gerade bleibt.
7. Legen Sie den rechten Arm vor das linke Knie. Die Handflächen zeigen vom Körper weg.
8. Schauen Sie geradeaus über Ihre linke Schulter. Die Halswirbelsäule ist aufgerichtet.
9. Mit der Einatmung strecken Sie Ihre Wirbelsäule.
10. Mit der Ausatmung drehen Sie sich noch weiter.
11. Dabei drückt Ihr Unterarm das linke Knie nach rechts.
12. Wiederholen Sie die obigen Schritte für 3 bis 5 Atemzyklen. Versuchen Sie, die erreichte Position zu halten und sich mit jeder Ausatmung noch ein bisschen mehr in die Stellung zu drehen, wie ein Schraubstock.
13. Kommen Sie dann mit der Einatmung zur Mitte zurück.
14. Spüren Sie für weitere 3 bis 5 Atemzüge in Ihren Körper hinein. Wie fühlen sich beide Körperhälften nun an? Gibt es Unterschiede?

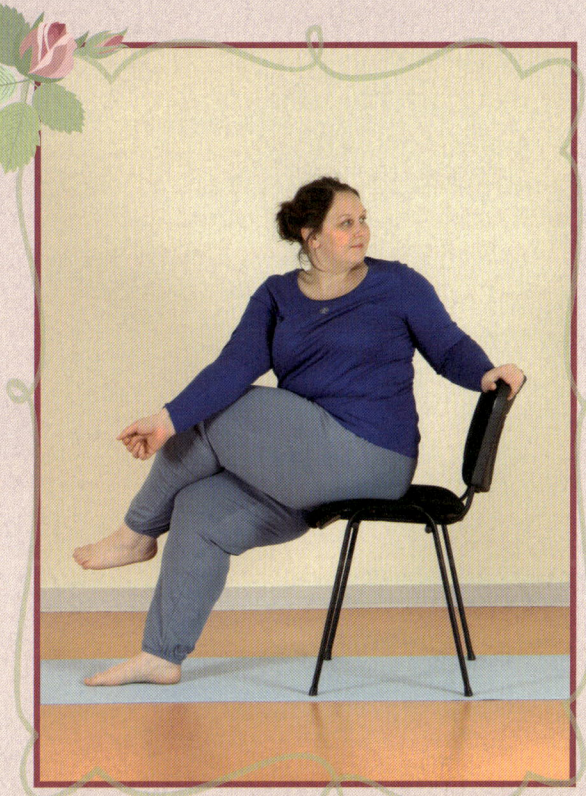

**Dauer:** insgesamt 3 Mal pro Seite

**Ausgleichsübung:**
*Kutschersitz* (siehe S. 58)

**Hilfsmittel:** 1 Stuhl

→ Hand zieht am Knie,
→ Kopf schaut über die Schulter,
→ Halswirbelsäule nur so weit drehen, wie angenehm.
→ Oberkörper ist gedreht,
→ Wirbelsäule ist aufgerichtet.

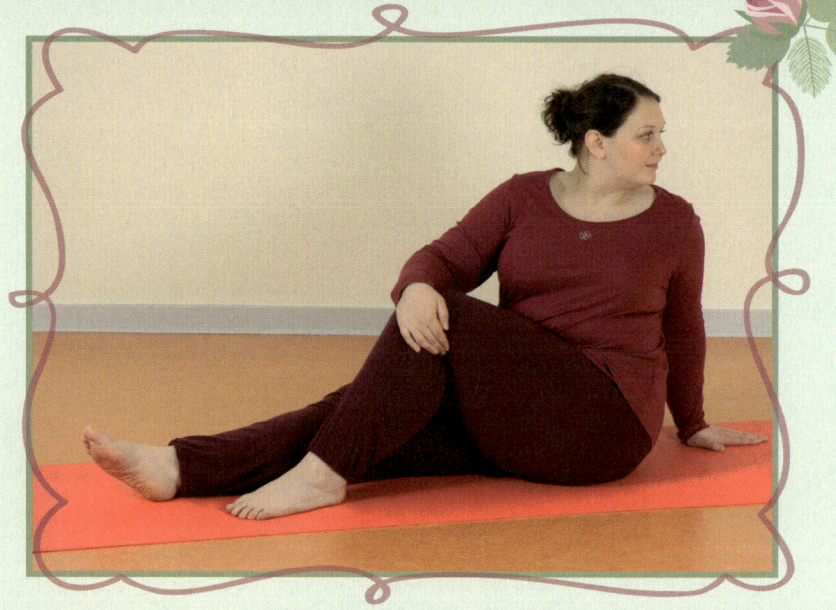

### Ausführung:

1. Setzen Sie sich auf den Boden. Die Beine liegen hüftbreit nebeneinander.
2. Ziehen Sie Ihre Gesäßmuskulatur nach hinten und zur Seite weg.
3. Winkeln Sie Ihr linkes Bein an, und stellen Sie den Fuß auf.
4. Drehen Sie Ihren Oberkörper nach links, und stützen Sie sich mit Ihrer linken Hand hinter dem Rücken ab.
5. Fassen Sie mit Ihrer rechten Hand Ihr linkes Knie.
6. Schauen Sie geradeaus über Ihre linke Schulter. Die Halswirbelsäule ist aufgerichtet.
7. Mit der Einatmung machen Sie Ihre Wirbelsäule lang.
8. Mit der Ausatmung drehen Sie sich weiter zur linken Seite.
9. Ihre rechte Hand zieht dabei das linke Knie nach rechts.
10. Wiederholen Sie die obigen Schritte für 3 bis 5 Atemzyklen. Versuchen Sie, die erreichte Position zu halten und sich mit jeder Ausatmung noch ein bisschen mehr in die Stellung zu drehen, wie ein Schraubstock.
11. Kommen Sie dann mit der Einatmung zur Mitte zurück.
12. Spüren Sie für weitere 3 bis 5 Atemzüge in Ihren Körper hinein. Wie fühlen sich beide Körperhälften nun an? Gibt es Unterschiede?

**Dauer:** insgesamt 3 Mal pro Seite

**Ausgleichsübung:**
*Kutschersitz* (siehe S. 58)

→ Schultern parallel,
→ geradeaus schauen.

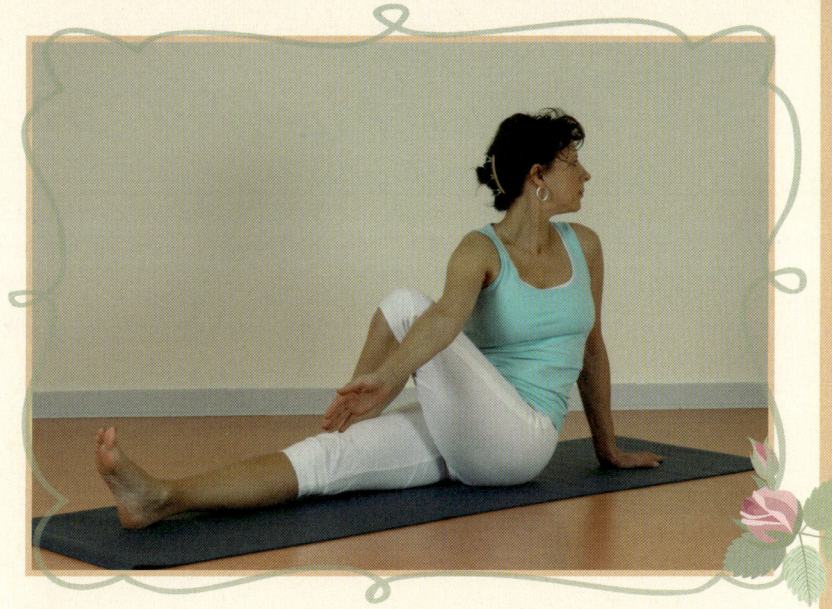

## Ausführung:

1.  Setzen Sie sich auf den Boden. Die Beine liegen nebeneinander.
2.  Ziehen Sie Ihre Gesäßmuskulatur nach hinten und zur Seite weg.
3.  Legen Sie Ihr linkes Bein über das rechte Bein, und stellen Sie den Fuß neben das rechte Knie.
4.  Drehen Sie Ihren Oberkörper nach links, und stützen Sie sich mit Ihrer linken Hand, die sie hinter dem Rücken positioniert haben.
5.  Legen Sie den rechten Unterarm vor das linke Knie. Die Handflächen zeigen vom Körper weg.
6.  Schauen Sie geradeaus über Ihre linke Schulter, die Halswirbelsäule ist aufgerichtet.
7.  Mit der Einatmung strecken Sie Ihre Wirbelsäule.
8.  Mit der Ausatmung drehen Sie sich weiter zur linken Seite.
9.  Ihr rechter Arm drückt dabei das linke Bein zur rechten Seite.
10. Wiederholen Sie die obigen Schritte für 3 bis 5 Atemzyklen. Versuchen Sie, die erreichte Position zu halten und sich mit jeder Ausatmung noch ein bisschen mehr in die Stellung zu drehen, wie ein Schraubstock.
11. Kommen Sie dann mit der letzten Einatmung zur Mitte zurück.
12. Spüren Sie für weitere 3 bis 5 Atemzüge in Ihren Körper hinein. Wie fühlen sich beide Körperhälften nun an? Gibt es Unterschiede?

**Dauer:** insgesamt 3 Mal pro Seite

### Ausgleichsübung:
*Kutschersitz* (siehe S. 58)

# Herabschauender Hund – Adho Mukha Svanasan

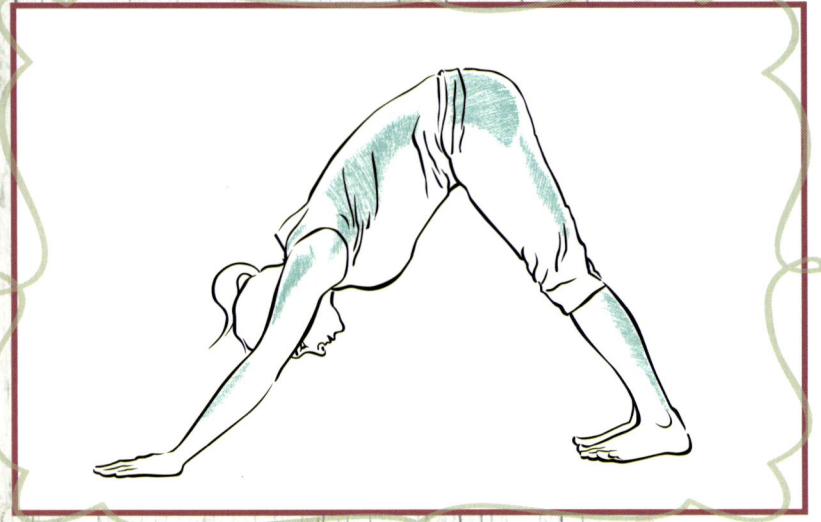

**Wirkung:**
- Dehnt die Muskulatur von Rücken, Hüfte und Beinen,
- wirkt positiv auf die Funktion der Unterleibsorgane,
- wirkt beruhigend und harmonisierend auf das Nervensystem.

## Wirkungsweise:

Bei dieser Asana findet eine starke Dehnung und Streckung des Oberkörpers statt. Dabei wird die Rückenmuskulatur gekräftigt. Gleichzeitig verbessert diese Übung die Statik der Wirbelsäule und wirkt Deformationen, wie zum Beispiel der Krümmung der Wirbelsäule nach vorne (Lordose), nach hinten (Kyphose) sowie der seitlichen Rotation (Skoliose), entgegen.
Präventiv kann die Stellung des *Herabschauenden Hundes* auch bei Problemen mit den Zwischenwirbelscheiben (zum Beispiel Wirbelgleiten) eingesetzt werden. Die Nerven, die seitlich der Wirbelsäule austreten, werden durch diese Übung stimuliert und harmonisiert. Das Nervensystem wird beruhigt.
Der Kopf wird besser durchblutet, weshalb diese Übung gut gegen Erschöpfung wirkt, ob sie nun physisch oder psychisch bedingt ist. Durch die Beugung und Streckung nach vorne werden die inneren Organe und deren Funktionen angeregt. Dies gilt besonders für Nieren, Leber und Geschlechtsorgane. Verkürzte Muskeln und Sehnen der Hinterseiten der Beine werden besonders intensiv gedehnt.

## Involvierte Muskulatur:
- Schultern,
- Rücken,
- Gesäß,
- Oberschenkel,
- Waden.

## Vorsicht bei:
- erhöhtem Augeninnendruck, Netzhautablösung, Glaukom,
- Schwangerschaft und starker Monatsblutung,
- Handgelenkproblemen,
- Migräne.

➔ Brustbein zieht zum Knie,

➔ Kreuzbein zeigt zur Decke,

➔ Kopf zwischen den Armen.

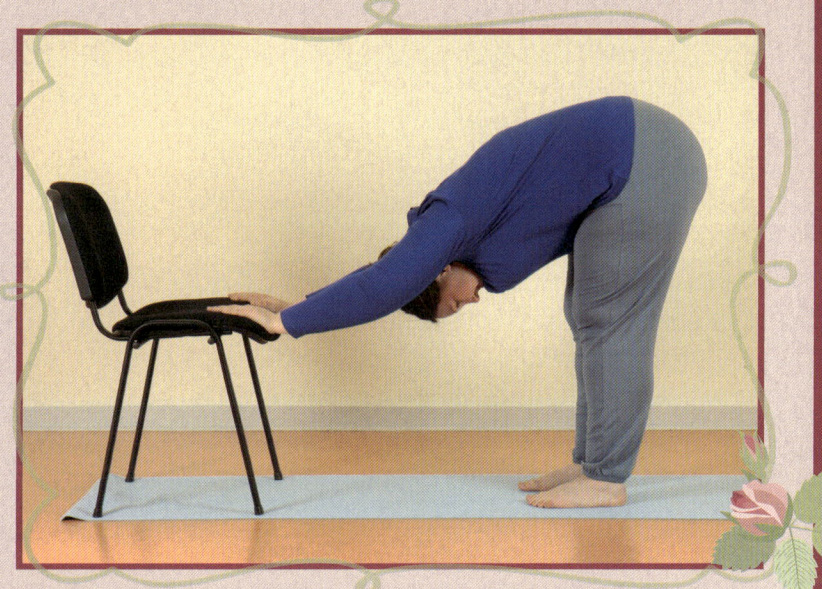

## Ausführung:

1. Stellen Sie einen Stuhl so auf eine rutschfeste Unterlage, dass die Sitzfläche Ihnen zugewandt ist.

2. Stellen Sie sich aufrecht vor dem Stuhl hin. Ihre Füße stehen hüftbreit nebeneinander.

3. Beugen Sie sich nur mit dem Oberkörper nach vorne unten, wie ein Klappmesser. Die Füße bleiben dabei fest stehen, die Beine sind gerade und gestreckt.

4. Strecken Sie Ihre Arme schulterbreit nach vorne.

5. Legen Sie die Handflächen auf den die Sitzfläche des Stuhls.

6. Lassen Sie die Hände am Sitz so weit nach vorne gleiten, bis die Arme gestreckt sind.

7. Schieben Sie Ihr Gesäß nach hinten.

8. Lassen Sie Ihren Kopf zwischen die Arme sinken.

9. Schauen Sie auf Ihre Beine.

10. Dehnen Sie sich »durch Ihre Arme hindurch«. Schieben Sie dazu das Brustbein in Richtung Beine, indem Sie Ihre Schulterblätter zusammenschieben.

11. Strecken Sie das Kreuzbein nach oben.

12. Atmen Sie 3 bis 5 Mal langsam ein und aus, und halten Sie diese Stellung.

13. Nehmen Sie mit der Ausatmung die Hände vom Stuhl, und richten Sie sich mit der nächsten Einatmung wieder Wirbel für Wirbel wieder auf.

14. Stellen oder setzen Sie sich bequem hin.

15. Spüren Sie für weitere 3 bis 5 Atemzüge in Ihren Körper hinein. Wie fühlt er sich nun an?

**Dauer:** insgesamt 3 Mal

**Ausgleichsübung:**
*Kutschersitz* (siehe S. 58)

**Hilfsmittel:** 1 Stuhl

➜ Brustbein zieht zum Knie,
➜ Kreuzbein zeigt zur Decke,
➜ Kopf zwischen den Armen.

**Ausführung:**

1. Stellen Sie sich mit dem Rücken zur Wand.
2. Gehen Sie in den *Vierfüßlerstand*.
3. Stellen Sie Ihre Zehen auf. Die Fersen berühren die Wand.
4. Atmen Sie aus, und gehen Sie mit dem Gesäß nach oben.
5. Verlagern Sie Ihr Gewicht auf die Arme, und strecken diese durch.
6. Halten Sie Ihre Knie weich.
7. Bilden Sie mit den Armen, Beinen und dem Boden ein Dreieck.
8. Stützen Sie die Fersen an der Wand ab.
9. Halten Sie den Rücken gerade.
10. Lassen Sie Ihren Kopf zwischen die Arme sinken.
11. Schauen Sie auf Ihre Beine.
12. Dehnen Sie sich durch Ihre Arme hindurch. Schieben Sie dazu das Brustbein in Richtung Beine, indem Sie Ihre Schulterblätter zusammenschieben.
13. Strecken Sie das Kreuzbein zur Decke.
14. Atmen Sie 3 bis 5 Mal langsam ein und aus, und halten Sie diese Stellung.

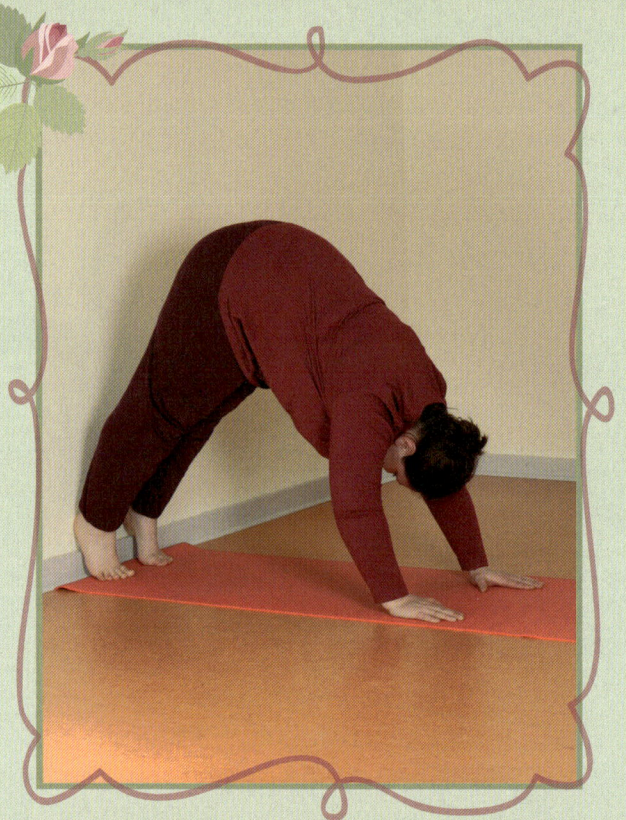

15. Heben Sie mit der Ausatmung den Kopf an.
16. Kommen Sie wieder zurück in den *Vierfüßlerstand*.
17. Setzen Sie sich bequem hin.
18. Spüren Sie für weitere 3 bis 5 Atemzüge in Ihren Körper hinein. Wie fühlt er sich nun an?

**Dauer:** insgesamt 3 Mal

**Ausgleichsübung:**
*Stellung des Kindes* (siehe S. 172)

**Hilfsmittel:** Wand

→ Brustbein zieht zum Knie,
→ Kreuzbein zeigt zur Decke,
→ Kopf zwischen den Armen.

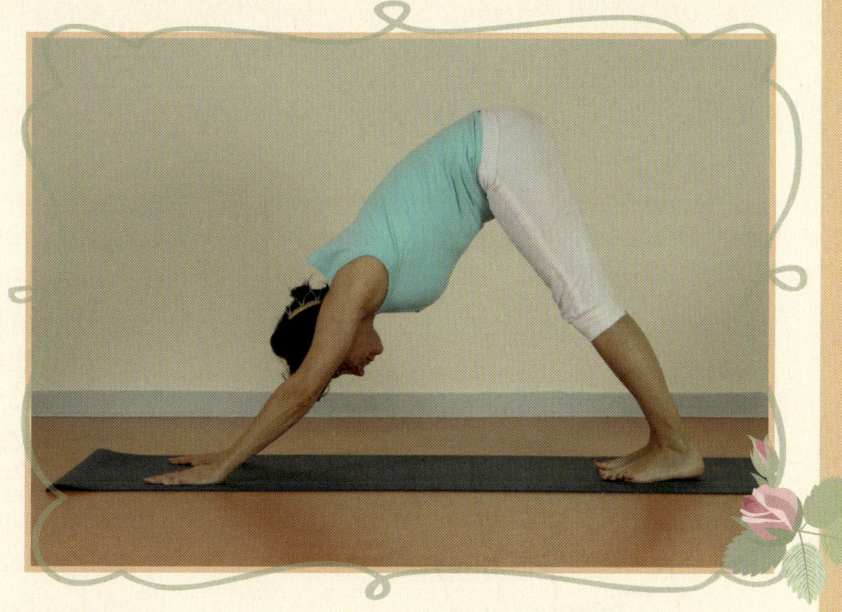

## Ausführung:

1. Legen Sie sich auf den Bauch. Ihr Kopf ruht auf der Stirn. Die Beine liegen hüftbreit nebeneinander.
2. Setzen Sie die Handflächen unter den Schultern auf dem Boden auf. Die Fingerspitzen zeigen nach vorne.
3. Stellen Sie Ihre Zehen auf.
4. Atmen Sie aus, und heben Sie Brust und Gesäß an.
5. Strecken Sie Ihre Arme und Beine durch, sodass Arme, Beine und Boden ein Dreieck bilden.
6. Lassen Sie Ihren Kopf zwischen die Arme sinken.
7. Schauen Sie auf Ihre Beine.
8. Dehnen Sie sich durch Ihre Arme hindurch. Schieben Sie dazu das Brustbein in Richtung Beine, indem Sie Ihre Schulterblätter zusammenschieben.
9. Strecken Sie das Kreuzbein zur Decke.
10. Stellen Sie, wenn möglich, Ihre Fersen auf dem Boden ab.
11. Atmen Sie 3 bis 5 Mal langsam ein und aus, und halten Sie diese Stellung.
12. Heben Sie mit der Ausatmung den Kopf an. Senken Sie Ihren Körper langsam zum Boden ab.
13. Legen Sie sich bequem hin. Rollen Sie sich dazu eventuell auf die Seite oder auf den Rücken, und ziehen Sie die Beine an.
14. Spüren Sie für weitere 3 bis 5 Atemzüge in Ihren Körper hinein. Wie fühlt er sich nun an?

**Dauer:** insgesamt 3 Mal

## Ausgleichsübung:
*Stellung des Kindes* (siehe S. 172)

119

# Kamel – Ustrasana

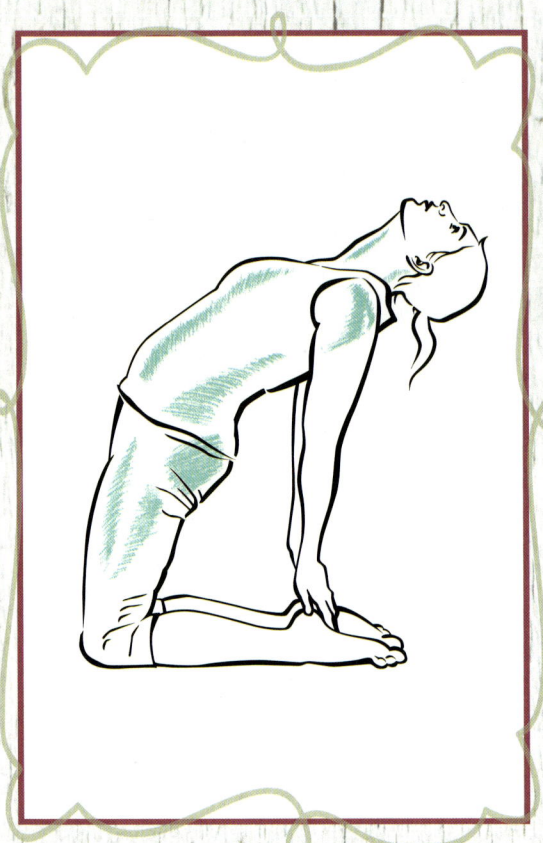

**Wirkung:**
- Macht die Wirbelsäule elastisch,
- verbessert die Haltung und kräftigt die Muskulatur des Rückens,
- erhöht das Lungenvolumen.

**Wirkungsweise:**
Bei dieser Übung wird die Wirbelsäule stark nach hinten gedehnt und entsprechend gekräftigt. Die Asana streckt die gesamte Körpervorderseite. Dadurch werden die Organe gedehnt und massiert. Die Übung kräftigt die inneren Organe, wie Verdauungs-, Ausscheidungs- und Fortpflanzungsorgane. Durch die bessere Durchblutung wird die Verdauung gefördert. Der Körper wird vitalisiert und mit Energie aufgeladen. Durch die Rückwärtsbeuge erfolgt eine Streckung von Hüfte, Oberschenkel und Knie. Da die Arme nach unten und hinten gestreckt werden, dehnt das *Kamel* ebenfalls die Schulter- und Ellbogengelenke. Die Übung erhöht die Geschmeidigkeit und Festigkeit der Arm-, Bein- und Beckengelenke. Sie ist ebenfalls hilfreich gegen Rundrücken und Rückenschmerzen. Sie wirkt dabei sanft und wohltuend. Bei vorsichtiger Ausführung kann sie jeder praktizieren. Besonders gut ist sie für ältere Menschen und jene, die viel nach vorne gebeugt sitzen (zum Beispiel am Schreibtisch), da sie die verkürzte Muskulatur und die Sehnen wieder dehnt.

**Involvierte Muskulatur:**
- Hals,
- Schultern,
- Brust,
- Bauch,
- Gesäß,
- Oberschenkel.

**Vorsicht bei:**
- Beschwerden der Halswirbelsäule,
- Reizung des Ischias,
- Problemen mit der Lendenwirbelsäule.

→ Schulterblätter schieben zueinander,
→ Brustbein zieht nach vorne,
→ Becken nach vorne gekippt,
→ Bauchmuskulatur angespannt.

**Ausführung:**

1. Stellen Sie einen Stuhl auf eine rutschfeste Unterlage.
2. Der Stuhl steht rechts von Ihnen, mit der Sitzfläche Ihnen zugewandt. Je weiter hinten der Stuhl steht, desto kräftiger ist die Dehnung im Oberschenkel.
3. Stellen Sie sich aufrecht hin.
4. Knien Sie sich mit dem rechten Knie auf den Stuhl. Die Fußsohle zeigt nach hinten.

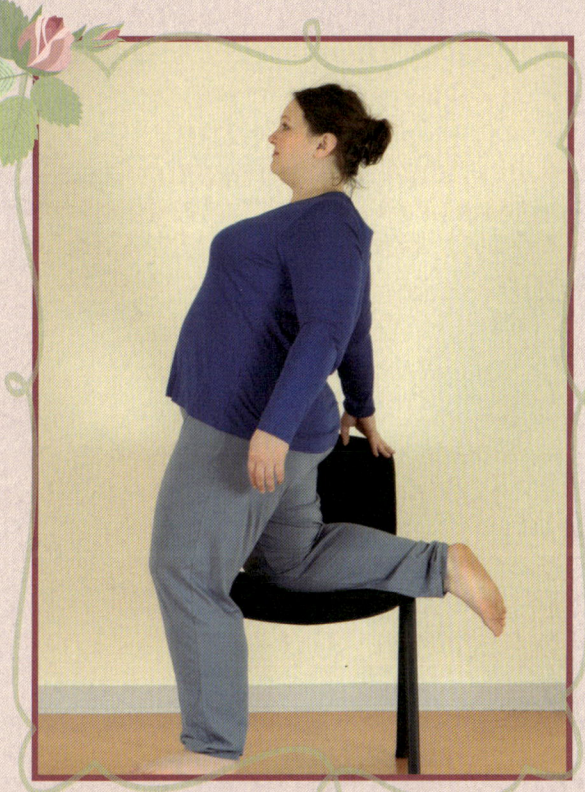

*Tipp* Wenn der Sitz des Stuhls zu hoch ist, legen Sie sich einen Block als stabile Erhöhung unter Ihren linken Fuß.

5. Kippen Sie Ihr Becken nach vorne.
6. Spannen Sie die Gesäß- und Bauchmuskulatur an.
7. Führen Sie die Arme nach hinten, und greifen Sie die Kante der Stuhllehne mit der rechten Hand.
8. Schieben Sie das Brustbein nach vorne, indem Sie Ihre Schulterblätter zusammenschieben.
9. Schauen Sie geradeaus.
10. Atmen Sie 3 bis 5 Mal langsam ein und aus, und halten Sie diese Stellung.

11. Richten Sie sich mit der nächsten Ausamtung wieder auf.
12. Stellen Sie sich bequem hin.
13. Spüren Sie für weitere 3 bis 5 Atemzüge in Ihren Körper hinein. Wie fühlen sich beide Körperhälften nun an? Gibt es Unterschiede?

**Dauer:** insgesamt 3 Mal pro Seite

**Ausgleichsübung:**
*Kutschersitz* (siehe S. 58)

**Hilfsmittel:** 1 Stuhl
1 Block (eventuell)

➜ Schulterblätter schieben zueinander,
➜ Brustbein zieht nach vorne,
➜ Becken nach vorne gekippt,
➜ Bauch- und Gesäßmuskulatur ange-
   spannt.

**Ausführung:**
1.  Stellen Sie einen Stuhl bereit.
2.  Knien Sie sich aufrecht vor
    die Sitzfläche des Stuhls. Die
    Unterschenkel ruhen hüftbreit
    nebeneinander.

*Tipp Polstern Sie den Platz für Ihre Knie
mit einer gefalteten Decke.*

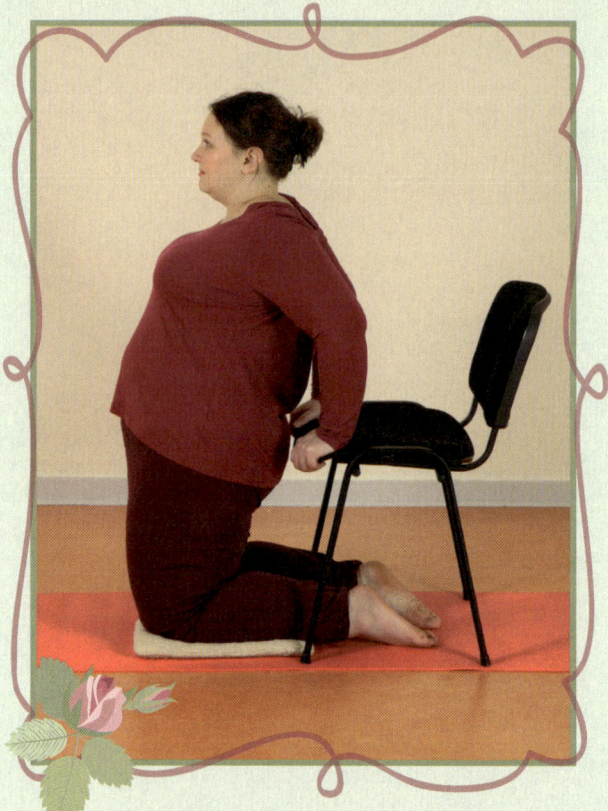

3.  Die Füße ruhen mit dem Fußrücken
    auf dem Boden. Bei Neigung zu
    Krämpfen stellen Sie Ihre Zehen
    auf. Strecken Sie die Unterschenkel
    unter den Stuhl.
4.  Kippen Sie Ihr Becken nach vorne.
5.  Spannen Sie die Gesäß- und
    Bauchmuskulatur an.
6.  Führen Sie die Arme nach hinten,
    und greifen Sie die Kante der
    Sitzfläche mit beiden Händen.
7.  Schieben Sie das Brustbein
    nach vorne, indem Sie Ihre
    Schulterblätter zusammenschieben.
8.  Schauen Sie geradeaus, oder
    gehen Sie mit dem Kopf so weit
    in den Nacken, wie es für die
    Halswirbelsäule noch angenehm
    ist. Bei Problemen mit der
    Halswirbelsäule sollte der Nacken
    eine gerade Verlängerung der
    Halswirbelsäule bilden.

9.  Atmen Sie 3 bis 5 Mal langsam
    ein und aus, und halten Sie diese
    Stellung.
10. Richten Sie sich mit der nächsten
    Ausatmung wieder auf.
11. Setzen Sie sich bequem hin.
12. Spüren Sie für weitere 3 bis 5
    Atemzüge in Ihren Körper hinein.
    Wie fühlt er sich nun an?

**Dauer:** insgesamt 3 Mal

**Ausgleichsübung:**
*Stellung des Kindes* (siehe S. 172)

**Hilfsmittel:** 1 Stuhl
              1 Decke (eventuell)

➔ Schulterblätter schieben zueinander,
➔ Brustbein zieht nach vorne,
➔ Becken nach vorne gekippt,
➔ Bauch- und Gesäßmuskulatur angespannt.

### Ausführung:

1. Knien Sie sich aufrecht hin. Die Unterschenkel sind hüftbreit nebeneinander.

*Tipp* *Polstern Sie den Platz für Ihre Knie mit einer gefalteten Decke.*

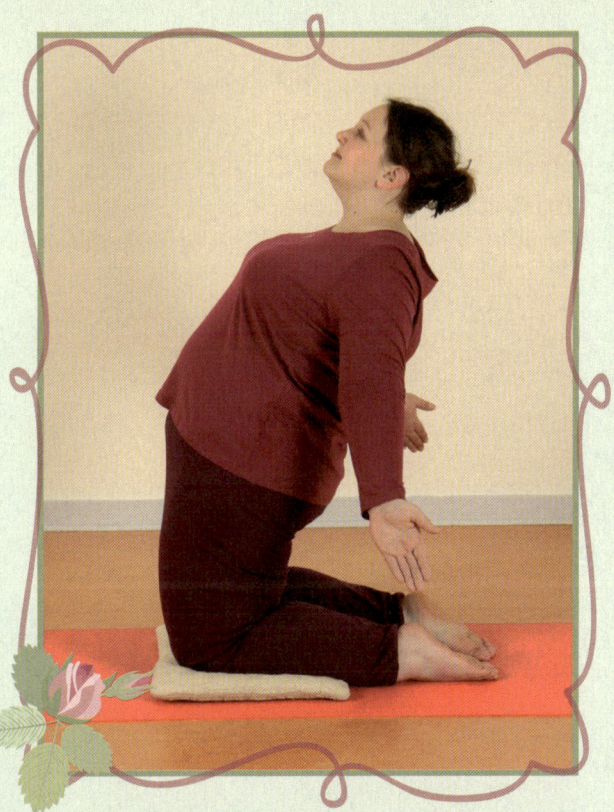

2. Die Füße liegen mit dem Fußrücken auf dem Boden.
3. Kippen Sie Ihr Becken nach vorne.
4. Spannen Sie die Gesäß- und Bauchmuskulatur an.
5. Führen Sie Ihre Arme in einem weiten Bogen nach hinten. Die Handflächen zeigen schräg nach vorne, der Daumen nach hinten.
6. Platzieren Sie die Arme so nah es geht seitlich am Körper.
7. Schieben Sie das Brustbein nach vorne, indem Sie Ihre Schulterblätter zusammenschieben.
8. Beugen Sie sich mit angespannter Gesäß- und Bauchmuskulatur langsam nach hinten.
9. Gehen Sie mit dem Kopf so weit in den Nacken, wie es für die Halswirbelsäule noch angenehm ist. Bei Problemen mit der Halswirbelsäule sollte er eine gerade Verlängerung der Halswirbelsäule bilden.

10. Atmen Sie 3 bis 5 Mal langsam ein und aus, und halten Sie diese Stellung.
11. Richten Sie sich mit der nächsten Ausatmung wieder auf.
12. Setzen Sie sich bequem hin.
13. Spüren Sie für weitere 3 bis 5 Atemzüge in Ihren Körper hinein. Wie fühlt er sich nun an?
14. Gehen Sie danach jedes Mal in die Ausgleichsübung, und erst dann wiederholen Sie die Übung.

**Dauer:** insgesamt 3 Mal

**Ausgleichsübung:**
*Stellung des Kindes* (siehe S. 172)

**Hilfsmittel:** 1 Decke (eventuell)

➔ Schulterblätter schieben zueinander, Schultern heruntergedrückt,

➔ Brustbein zieht nach vorne,

➔ Becken nach vorne gekippt,

➔ Bauch- und Gesäßmuskulatur angespannt.

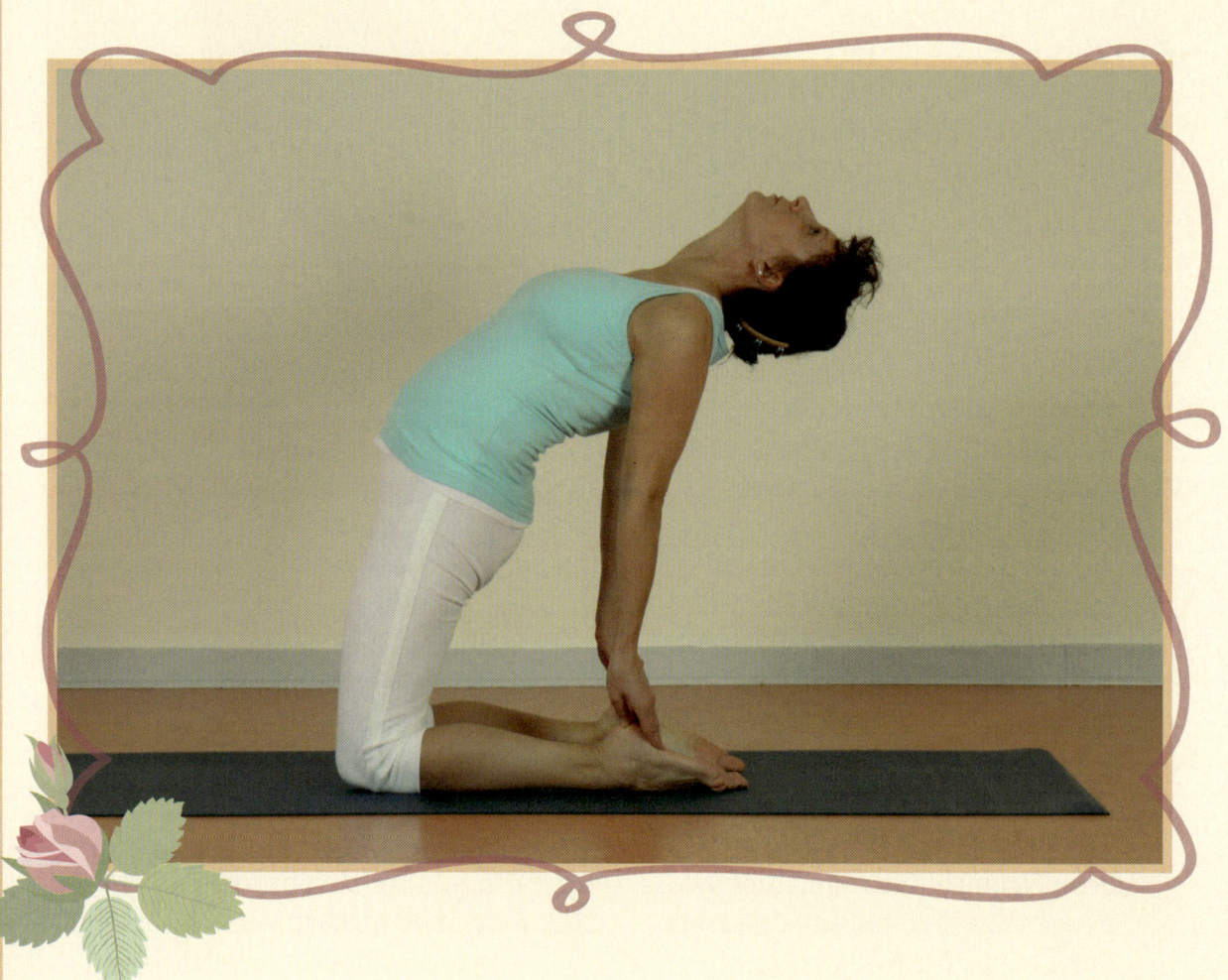

**Ausführung:**

1. Knien Sie sich aufrecht hin. Die Unterschenkel ruhen nebeneinander.

*Tipp* *Polstern Sie den Platz für Ihre Knie mit einer gefalteten Decke.*

2. Die Füße liegen mit dem Fußrücken auf dem Boden.
3. Lassen Sie Ihr Becken nach vorne kippen.
4. Spannen Sie die Gesäß- und Bauchmuskulatur an.
5. Führen Sie Ihre Arme in einem weiten Bogen nach hinten. Die Handflächen zeigen nach vorne.
6. Platzieren Sie die Arme so nah es geht seitlich am Körper.
7. Schieben Sie das Brustbein nach vorne, indem Sie Ihre Schulterblätter zusammenschieben.
8. Beugen Sie sich mit angespannter Gesäß- und Bauchmuskulatur langsam nach hinten.
9. Legen Sie Ihre Handflächen auf die Fußsohlen, oder versuchen Sie zumindest, diese zu berühren.

10. Lassen Sie Ihren Kopf vorsichtig nach hinten fallen. Bei Problemen mit der Halswirbelsäule sollte er eine Verlängerung zur Halswirbelsäule bilden.
11. Atmen Sie 3 bis 5 Mal langsam ein und aus, und halten Sie diese Stellung.
12. Richten Sie sich mit der nächsten Ausamtung wieder auf, und setzen Sie sich in den *Fersensitz* (siehe S. 44).
13. Spüren Sie für weitere 3 bis 5 Atemzüge in Ihren Körper hinein. Wie fühlt er sich nun an?
14. Gehen Sie danach jedes Mal in die Ausgleichsübung, bevor Sie die Übung wiederholen.

**Dauer:** insgesamt 3 Mal

**Ausgleichsübung:**
*Stellung des Kindes* (siehe S. 172)

**Hilfsmittel:** 1 Decke (eventuell)

# Katze – Marjariasana

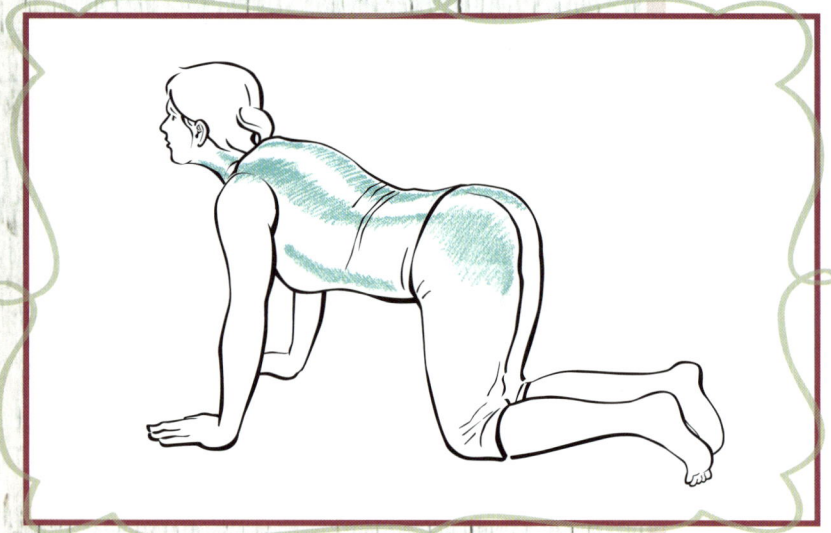

**Wirkung:**
- Stärkt die Rücken- und Bauchmuskulatur,
- entspannt das Nervensystem,
- streckt die gesamte Körpervorderseite.

**Wirkungsweise:**
Bei dieser Übung findet ein Wechselspiel zwischen Krümmung und Dehnung der Wirbelsäule statt. Dadurch wird sie elastischer, und das Nervensystem wird harmonisiert.
Die *Katze* kann hilfreich gegen Verspannungen eingesetzt werden, da sie die Beweglichkeit von Nacken, Schultern und des gesamten Körpers fördert. Sie kann Verspannungen sanft lösen. Auch bei Rückenschmerzen, besonders im unteren Bereich, kann sie sich mildernd auswirken.
Durch die Dehnung wird die Durchblutung des Bauchraums und des Unterleibs angeregt. Deshalb eignet sie sich besonders gut für Frauen, die eine erschlaffte Bauch- und Unterleibsmuskulatur haben. Sie entspannt den Unterleibs-

bereich und festigt das Gewebe. Durch die bessere Durchblutung wird die Verdauung gefördert.

**Involvierte Muskulatur:**
- Hals und Nacken,
- Schultern,
- Rücken,
- Brust,
- Bauch,
- Gesäß.

**Vorsicht bei:**
- Problemen mit Hand-, Ellbogen- und Schultergelenken, Knieproblemen.

→ Schulterblätter schieben zueinander,
→ Brustbein wird nach vorne gedrückt,
→ leicht nach oben schauen,
→ Arme sind gestreckt.
→ Bauch wird stark eingezogen,
→ Kinn zieht in Richtung Brustbein,
→ Rücken nach hinten gedrückt,
→ Arme gestreckt.

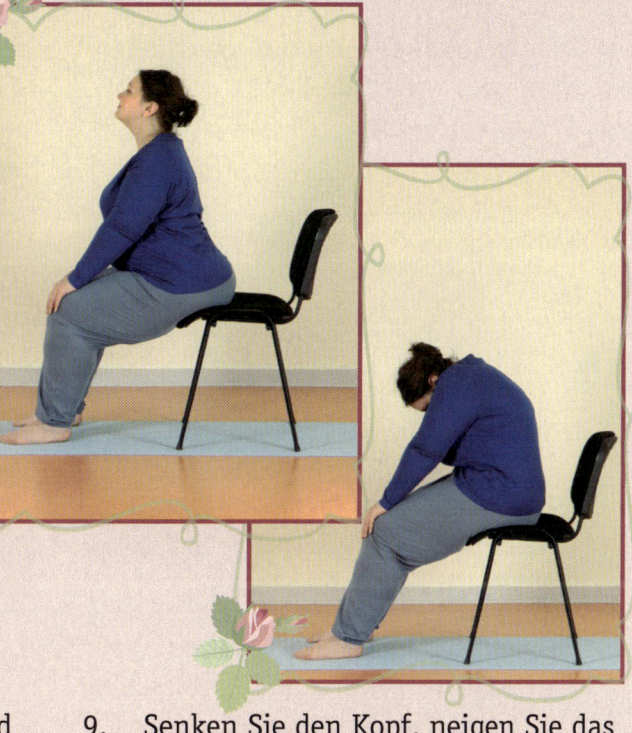

## Ausführung:

1. Setzen Sie sich auf einen Stuhl, und stellen Sie beide Füße hüftbreit nebeneinander auf den Boden.
2. Ziehen Sie Ihre Gesäßmuskulatur nach hinten und zur Seite weg.
3. Legen Sie Ihre Hände weit vorne auf Ihre Oberschenkel, möglichst auf Ihre Knie. Die Arme bleiben während der gesamten Übung gestreckt.
4. Führen Sie mit der Einatmung die folgenden Schritte aus:
5. Gehen Sie mit dem Kopf so weit in den Nacken, wie es für die Halswirbelsäule noch angenehm ist. Bei Problemen mit der Halswirbelsäule sollte der Kopf eine gerade Verlängerung der Halswirbelsäule bilden.
6. Schieben Sie das Brustbein nach vorne, indem Sie Ihre Schulterblätter zusammenschieben.
7. Drücken Sie die Wirbelsäule nach vorne, und gehen Sie bewusst ins Hohlkreuz.
8. Führen Sie mit der Ausatmung die folgenden Schritte aus:
9. Senken Sie den Kopf, neigen Sie das Kinn in Richtung Brustbein.
10. Ziehen Sie Ihre Schultern nach vorne, sodass ein Katzenbuckel entsteht.
11. Ziehen Sie den Bauch ein. Stellen Sie sich dabei vor, Sie würden Ihren Nabel in Richtung Wirbelsäule wandern lassen.
12. Mit jedem Atemzyklus wiederholen Sie die obigen Schritte. Atmen Sie 10 Mal langsam ein und aus.
13. Setzen Sie sich bequem hin.
14. Spüren Sie für weitere 3 bis 5 Atemzüge in Ihren Körper hinein. Wie fühlt er sich nun an?

**Dauer:** insgesamt 5 Mal

**Hilfsmittel:** 1 Stuhl

➜ Schulterblätter schieben zueinander,
➜ Brustbein wird zum Boden gedrückt,
➜ Arme gestreckt.

➜ Bauch wird stark eingezogen,
➜ Kinn zieht in Richtung Brustbein,
➜ Rücken wird nach oben gedrückt,
➜ Arme gestreckt.

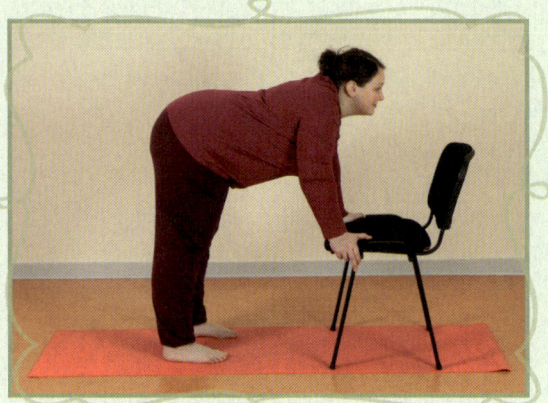

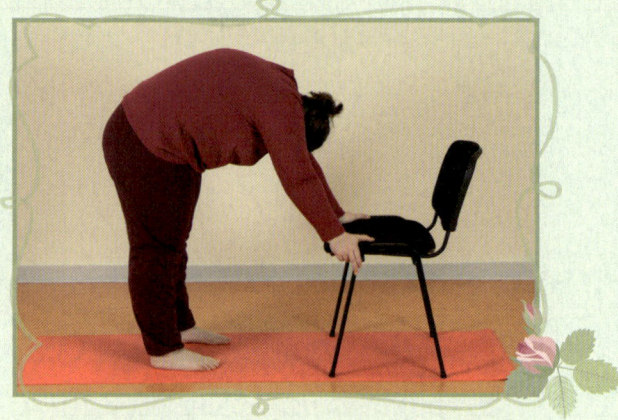

### Ausführung:

1. Stellen Sie einen Stuhl auf eine rutschfeste Unterlage. Die Sitzfläche ist Ihnen zugewandt.
2. Stellen Sie sich aufrecht vor den Stuhl. Ihre Füße stehen hüftbreit nebeneinander.
3. Beugen Sie sich nur mit dem Oberkörper nach vorne unten, wie ein Klappmesser.
4. Stützen Sie sich mit den Händen auf die Sitzfläche des Stuhls. Die Arme bleiben während der gesamten Übung gestreckt.
5. Führen Sie mit der Einatmung die folgenden Schritte aus:
6. Ziehen Sie Ihren Kopf so weit in den Nacken, wie es für die Halswirbelsäule noch angenehm ist. Bei Problemen mit der Halswirbelsäule sollte der Kopf eine gerade Verlängerung der Halswirbelsäule bilden.
7. Schieben Sie das Brustbein in Richtung Boden, indem Sie Ihre Schulterblätter zusammenschieben.

8. Drücken Sie die Wirbelsäule nach unten, und gehen Sie bewusst ins Hohlkreuz.
9. Führen Sie mit der Ausatmung die folgenden Schritte aus:
10. Senken Sie den Kopf, ziehen Sie das Kinn in Richtung Brustbein.
11. Nehmen Sie Ihre Schultern nach vorne, sodass ein Katzenbuckel entsteht.
12. Ziehen Sie den Bauch ein. Stellen Sie sich vor, Sie ziehen Ihren Nabel in Richtung Wirbelsäule.
13. Mit jedem Atemzyklus wiederholen Sie die obigen Schritte. Atmen Sie 10 Mal langsam ein und aus.
14. Setzen Sie sich auf den Stuhl.
15. Spüren Sie für weitere 3 bis 5 Atemzüge in Ihren Körper hinein. Wie fühlt er sich nun an?

**Dauer:** insgesamt 5 Mal

**Hilfsmittel:** 1 Stuhl

→ Schulterblätter schieben
  zueinander,
→ Schultern heruntergedrückt,
→ Brustbein zum Boden gedrückt,
→ Arme gestreckt.
→ Fußrücken ruhen auf dem Boden.

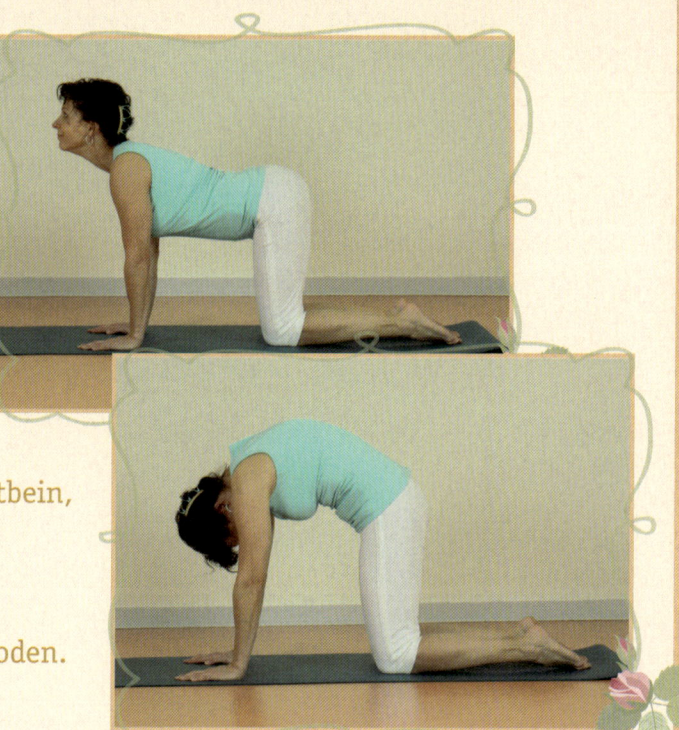

→ Kinn zieht in Richtung Brustbein,
→ Bauch so stark wie möglich
  eingezogen,
→ Arme gestreckt,
→ Fußrücken ruhen auf dem Boden.

## Ausführung:

1. Gehen Sie in den *Vierfüßlerstand*.
2. Führen Sie mit der Einatmung die folgenden Schritte aus:
3. Heben Sie den Kopf an, und schauen Sie nach oben.
4. Drücken Sie die Wirbelsäule nach unten, und gehen Sie bewusst ins Hohlkreuz.
5. Schieben Sie das Brustbein in Richtung Boden, indem Sie Ihre Schulterblätter zusammenschieben.
6. Führen Sie mit der Ausatmung die folgenden Schritte aus:
7. Senken Sie den Kopf, ziehen Sie das Kinn in Richtung Brustbein.
8. Nehmen Sie Ihre Schultern nach vorne, sodass ein Katzenbuckel entsteht.

9. Ziehen Sie den Bauch ein. Stellen Sie sich vor, Sie ziehen Ihren Nabel in Richtung Wirbelsäule.
10. Atmen Sie 10 Mal langsam ein und aus. Mit jedem Atemzyklus wiederholen Sie die obigen Schritte.
11. Setzen Sie sich in den *Fersensitz* (siehe S. 44).
12. Spüren Sie für weitere 3 bis 5 Atemzüge in Ihren Körper hinein. Wie fühlt er sich nun an?

**Dauer:** insgesamt 5 Mal

# Kerze – Sarvangasana

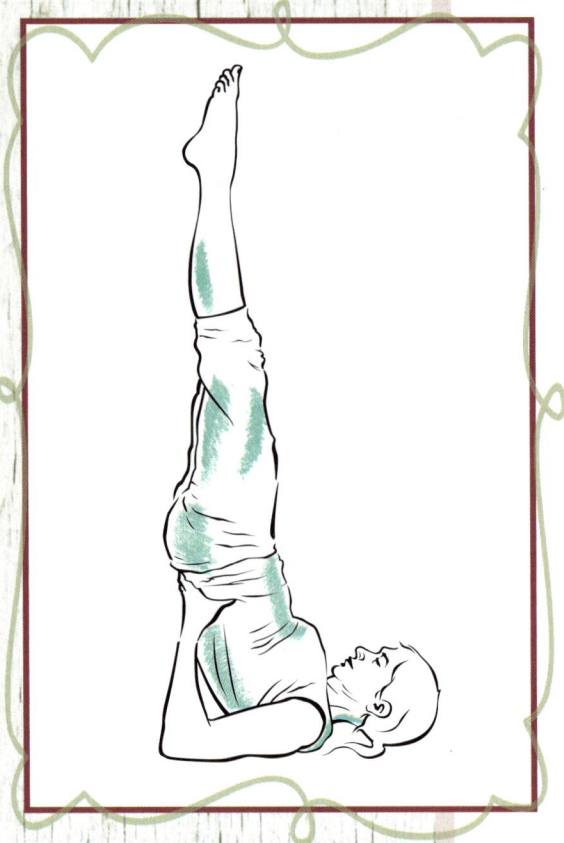

**Wirkung:**
- Wirkt sich harmonisierend auf das Nervensystem aus,
- fördert durch die Umkehrhaltung die Verdauung,
- hilfreich gegen Krampfadern und Hämorrhoiden.

## Wirkungsweise:

Durch die Umkehrhaltung des gesamten Körpers werden die Hormondrüsen, wie zum Beispiel die Schilddrüse, stimuliert und harmonisiert. Die Organe und die Beine werden entlastet, weshalb die Übung sehr gut gegen Venenprobleme eingesetzt werden kann. Die Durchblutung wird aktiviert.

Die Verdauung sowie der Stoffwechsel werden angeregt. So kann diese Übung auch für die Gewichtsreduktion hilfreich sein.

Die *Kerze* unterstützt mit der Dehnung des Brustkorbes die Atemwege. Sie ist zum Beispiel hilfreich gegen Bronchitis und Asthma, ebenso bei Halsproblemen, wie Angina tonsiliaris, und immer wiederkehrenden Problemen im Nebenhöhlenbereich.

Durch das Auseinanderziehen der Halswirbelsäule können Verspannungen und und zum Teil Kopfschmerzen gelindert werden. Der Kopf wird stärker durchblutet, was zu erhöhter Konzentrationsfähigkeit führen kann.

Diese Übung bringt nicht nur Energie und Vitalität, sie harmonisiert auch das vegetative Nervensystem. Deshalb kann sie auch gegen Einschlafschwierigkeiten hilfreich sein.

## Involvierte Muskulatur:

- Waden,
- Oberschenkel,
- Bauch,
- Rücken,
- Schultern,
- Nacken.

## Vorsicht bei:

- Herzinsuffizienz, Bluthochdruck, Arteriosklerose,
- Schwäche und Schmerzen im Bereich des Halses und der Halswirbel,
- erhöhtem Augeninnendruck, Netzhautablösung, Glaukom,
- Blutungsneigung,
- Kreislaufproblemen,
- Migräne.

→ Beine gestreckt,
→ Sitzkissen kippt das Becken leicht nach vorne,
→ Nacken gestreckt.

### Ausführung:

1. Legen Sie ein Sitzkissen an Ihre Seite.

*Tipp Binden Sie bei großer Oberweite diese mit dem Gurt ab.*

2. Legen Sie sich auf den Rücken. Ihre Beine liegen hüftbreit nebeneinander.

*Tipp Falten Sie eine Decke, und legen Sie sie unter Ihre Schultern, sodass Hals und Kopf diese nicht berühren. Dadurch liegt der Kopf tiefer, und die Schilddrüse wird weniger gepresst.*

3. Stellen Sie Ihre Beine auf.
4. Drücken Sie Ihr Gesäß hoch, und schieben Sie das Sitzkissen unter Ihr Gesäß.
5. Legen Sie Ihr Gesäß auf dem Sitzkissen ab. Das Becken ist dadurch leicht nach vorne gekippt.
6. Strecken Sie nun mit angespannter Bein- und Bauchmuskulatur Ihre Beine möglichst gerade nach oben. Die Zehen sind gestreckt.

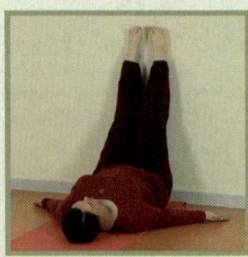

*Tipp Sie können die Beine auch ohne Sitzkissen unter dem Gesäß gegen eine Wand lehnen. Die Fersen ruhen an der Wand.*

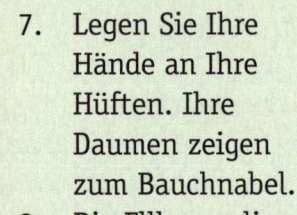
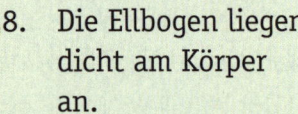

7. Legen Sie Ihre Hände an Ihre Hüften. Ihre Daumen zeigen zum Bauchnabel.
8. Die Ellbogen liegen dicht am Körper an.
9. Ihr Kopf, die Schultern und der obere Rücken liegen auf dem Boden.
10. Strecken Sie die Beine und Zehen noch mehr zur Decke.
11. Bleiben Sie anfangs nur kurz in dieser Stellung, und steigern Sie sich nach und nach auf bis zu 3 Minuten.
12. Atmen Sie während der gesamten Zeit ruhig und langsam.
13. Stellen Sie Ihre Füße wieder zurück auf den Boden.
14. Entfernen Sie das Sitzkissen unter dem Gesäß.
15. Legen Sie die Beine und Arme wieder auf dem Boden ab.
16. Spüren Sie für weitere 3 bis 5 Atemzüge in Ihren Körper hinein. Wie fühlt er sich nun an?

**Dauer:** 1 Mal

**Ausgleichsübung:**
*Totenstellung* (siehe S. 62)

**Hilfsmittel:** 1 Sitzkissen
Gurt/Decke (eventuell)

→ Nacken gestreckt,
→ Hände stützen den Rücken,
→ Beine und Zehen gestreckt.

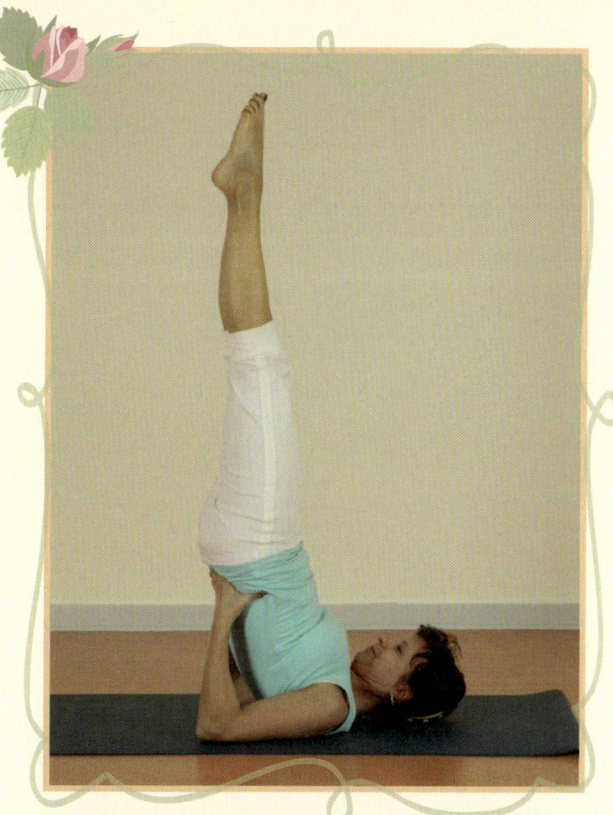

## Ausführung:

1. Legen Sie sich auf den Rücken. Ihre Beine liegen geschlossen nebeneinander.
2. Die Arme liegen locker neben dem Körper. Die Handflächen zeigen nach unten.
3. Heben Sie nun mit angespannter Bein- und Bauchmuskulatur die Beine an. Die Zehen sind gestreckt.
4. Strecken Sie die Beine weit über den Kopf, sodass sich das Gesäß und der untere Rücken vom Boden abheben.
5. Nehmen Sie Ihre Hände in die Taille, und stützen Sie den Rücken. Ihre Daumen zeigen zum Bauchnabel.
6. Die Ellbogen liegen dicht am Körper an.
7. Strecken Sie die Beine, und kippen Sie dabei Ihr Becken nach vorne.
8. Wenn Sie Ihre Balance gefunden haben, strecken Sie sich noch mehr zur Decke, sodass Beine und Zehen ganz gestreckt sind.
9. Bleiben Sie anfangs nur kurz in dieser Stellung, und steigern Sie sich nach und nach auf bis zu 3 Minuten.
10. Atmen Sie während der gesamten Zeit ruhig und langsam.
11. Winkeln Sie Ihre Beine an, und lassen Sie den Körper Wirbel für Wirbel wieder zum Boden zurücksinken, während Sie sich mit den Händen neben dem Körper abstützen.
12. Legen Sie die Beine und Arme wieder auf dem Boden ab.
13. Spüren Sie für weitere 3 bis 5 Atemzüge in Ihren Körper hinein. Wie fühlt er sich nun an?

**Dauer:** 1 Mal

**Ausgleichsübung:**
*Totenstellung* (siehe S. 62)

# Kobra – Bhujangasana

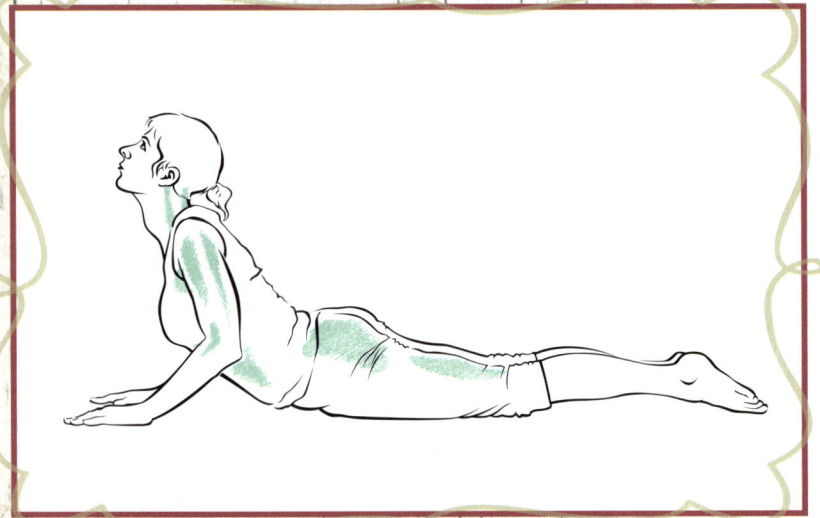

Die starke Dehnung der Körpervorderseite stärkt die Organe des Unterleibs, was sich mildernd gegen Frauenleiden auswirken kann. Die Anregung der Durchblutung kann sich positiv auf die Verdauung auswirken. Leber und Nieren werden angeregt und stimuliert. Die Entgiftung des Körpers kann so unterstützt werden. Eine regulierende Wirkung hat diese Übung auch auf bestimmte Drüsen, wie zum Beispiel die Schilddrüse und die Nebennieren.

Die *Kobra* wirkt sich wohltuend auf das Nervensystem aus.

## Wirkung:

- Hilfreich gegen Bandscheibenleiden,
- festigt und stärkt die Bauch- und Rückenmuskulatur,
- lindert Unterleibsbeschwerden.

## Wirkungsweise:

Durch die Beugung nach hinten dehnen und weiten sich der Brustraum und der Schultergürtel.

Die Wirbelsäule wird beweglicher. Die Asana wirkt Fehlhaltungen wie Flachrücken, Rundrücken und Verschiebungen der Wirbel entgegen.

Bei dieser Übung müssen die Arme und Schultern das Gewicht des Oberkörpers halten. Dadurch werden diese Muskelgruppen gestärkt. Das Gesäß wird durch die Anspannung der gesamten Körperhinterseite ebenfalls gestrafft.

## Involvierte Muskulatur:

- Hals,
- Nacken,
- Brust,
- Schultern,
- Arme,
- Bauch,
- Gesäß,
- hinterer Oberschenkel.

## Vorsicht bei:

- Gelenkproblemen in Schultern und Händen,
- Beschwerden in der Lenden- und Halswirbelsäule,
- Bluthochdruck,
- Schwangerschaft.

➔ Bauch- und Gesäßmuskulatur angespannt,
➔ Schulterblätter schieben zueinander,
➔ Kopf leicht im Nacken,
➔ Ellbogen nah am Körper.

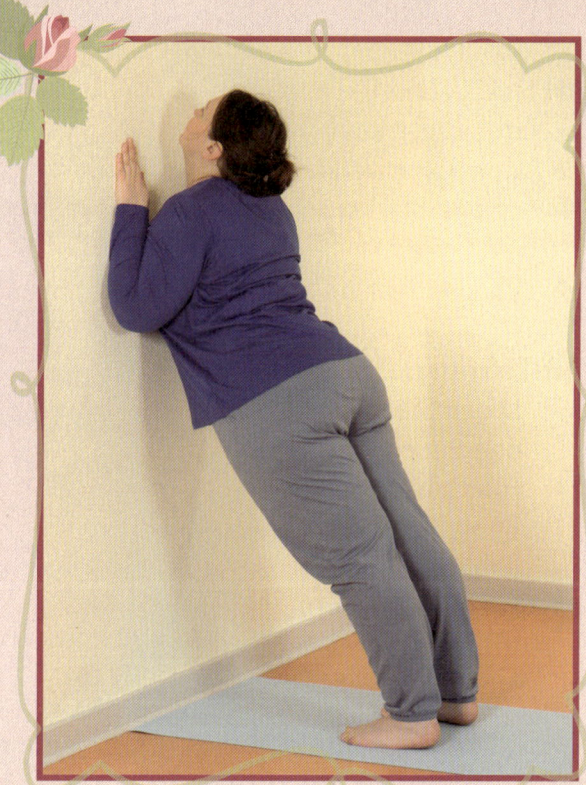

**Ausführung:**

1. Stellen Sie sich aufrecht mit dem Gesicht zur Wand. Ihre Füße stehen hüftbreit nebeneinander. Ihr Abstand zur Wand beträgt etwa eine Armlänge.
2. Legen Sie die Handflächen in Schulterhöhe und -breite an die Wand. Die Daumen zeigen zur Mitte.
3. Nehmen Sie die Arme dicht an den Körper und die Unterarme an die Wand.
4. Spannen Sie die Gesäß- und Bauchmuskulatur an, und halten Sie diese Spannung.
5. Legen Sie den Kopf leicht in den Nacken. Bei Problemen mit der Halswirbelsäule sollte er eine gerade Verlängerung der Halswirbelsäule bilden.
6. Kommen Sie bei angespannter Gesäß- und Bauchmuskulatur langsam der Wand näher.
7. Gehen Sie bewusst ins Hohlkreuz.
8. Die Ellbogen bleiben nah am Körper.
9. Schieben Sie das Brustbein nach vorne, indem Sie Ihre Schulterblätter zusammenschieben.
10. Lassen Sie Ihre Schultern sinken.
11. Halten Sie die Gesäß- und Bauchmuskulatur angespannt.
12. Atmen Sie 3 bis 5 Mal langsam ein und aus, und halten Sie diese Stellung.
13. Mit der nächsten Ausamtumg strecken Sie Ihre Arme durch, bis Sie wieder gerade stehen.
14. Spüren Sie für weitere 3 bis 5 Atemzüge in Ihren Körper hinein. Wie fühlt er sich nun an?
15. Gehen Sie danach jedes Mal in die Ausgleichsübung, bevor Sie die Übung wiederholen.

**Dauer:** insgesamt 3 Mal

**Ausgleichsübung:**
*HA-Atmung* im Stehen (siehe S. 65)

**Hilfsmittel:** Wand

→ Bauch- und Gesäßmusku-
   latur angespannt,
→ Kopf leicht im Nacken,
→ Schulterblätter schieben
   zueinander,
→ Ellbogen nah am Körper.

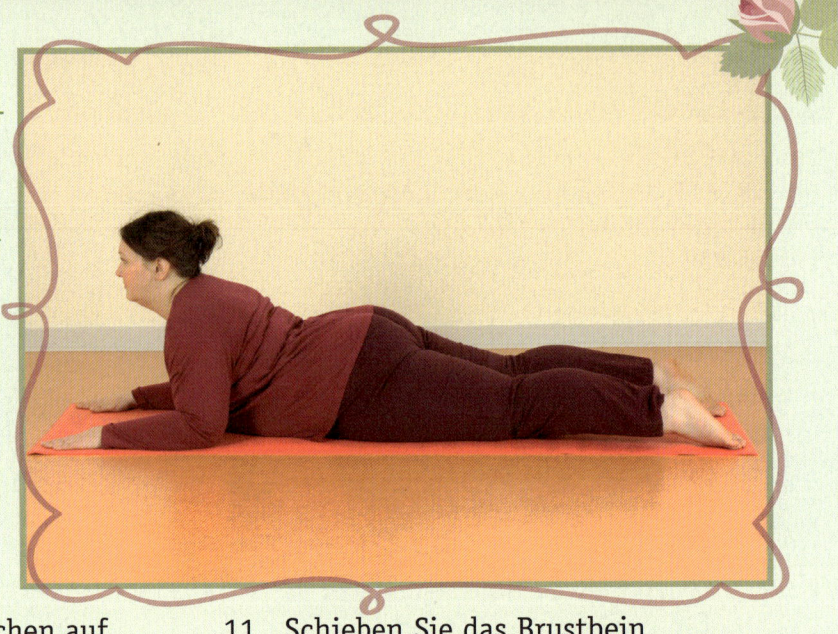

### Ausführung:

1. Legen Sie sich auf
   den Bauch. Ihr Kopf
   ruht auf der Stirn. Die
   Beine liegen hüftbreit
   nebeneinander.

2. Setzen Sie die Handflächen auf
   Höhe der Stirn auf dem Boden
   auf. Die Fingerspitzen zeigen nach
   vorne. Die Arme liegen dicht am
   Körper.

3. Schieben Sie die Unterarme dicht
   an den Oberkörper heran.

4. Spannen Sie die Gesäß- und
   Bauchmuskulatur an, und halten
   Sie diese Spannung.

5. Drücken Sie das Becken in den
   Boden.

6. Legen Sie den Kopf leicht in den
   Nacken. Bei Problemen mit der
   Halswirbelsäule sollte er eine gerade
   Verlängerung der Halswirbelsäule
   bilden.

7. Heben Sie nun bei angespannter
   Gesäß- und Bauchmuskulatur
   vorsichtig den Oberkörper vom
   Boden ab.

8. Die Unterarme bleiben auf dem
   Boden und liegen nah am Körper.

9. Gehen Sie bewusst ins Hohlkreuz.

10. Das Schambein berührt den Boden.

11. Schieben Sie das Brustbein
    nach vorne, indem Sie Ihre
    Schulterblätter zusammenschieben.

12. Lassen Sie Ihre Schultern locker.

13. Halten Sie die Gesäß- und
    Bauchmuskulatur angespannt.

14. Atmen Sie 3 bis 5 Mal langsam
    ein und aus, und halten Sie diese
    Stellung.

15. Mit der nächsten Ausatmung lassen
    Sie Ihren Oberkörper Wirbel für
    Wirbel wieder langsam zum Boden
    zurücksinken.

16. Legen Sie Ihren Kopf auf die Stirn.

17. Spüren Sie für weitere 3 bis 5
    Atemzüge in Ihren Körper hinein.
    Wie fühlt er sich nun an?

18. Gehen Sie danach jedes Mal in die
    Ausgleichsübung, bevor Sie die
    Übung wiederholen.

**Dauer:** insgesamt 3 Mal

### Ausgleichsübung:

*Stellung des Kindes* (siehe S. 172)

→ Bauch- und Gesäßmus-
kulatur angespannt,
→ Schulterblätter schie-
ben zueinander, Schul-
tern heruntergedrückt,
→ Brustbein zieht vor,
→ Ellbogen nah am
Körper.

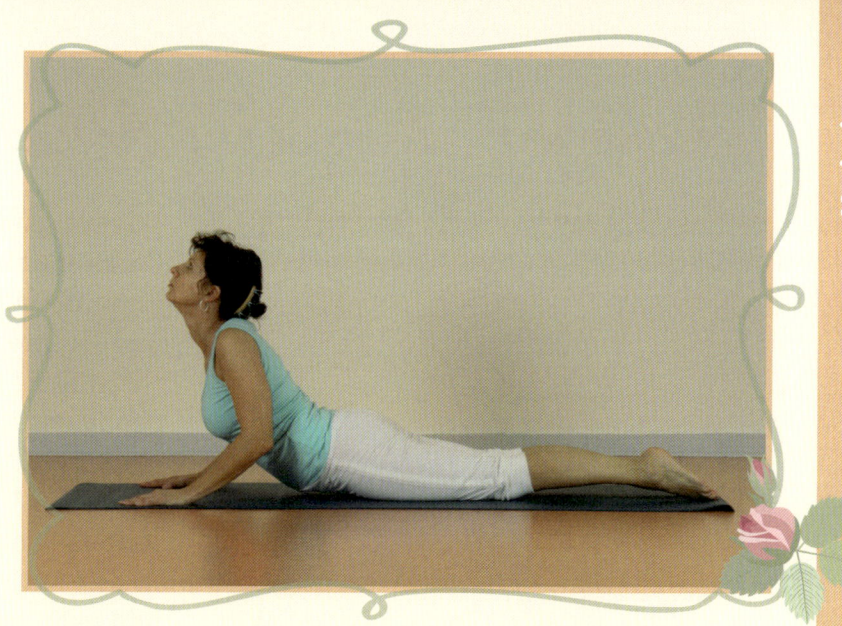

**Ausführung:**

1. Legen Sie sich auf
den Bauch. Ihr
Kopf ruht auf der
Stirn. Die Beine liegen geschlossen
nebeneinander.
2. Setzen Sie die Handflächen auf Höhe
des Halses auf dem Boden auf. Die
Fingerspitzen zeigen nach vorne. Die
Arme liegen nah am Körper.
3. Spannen Sie die Gesäß- und
Bauchmuskulatur an, und halten Sie
diese Spannung.
4. Drücken Sie das Becken in den
Boden.
5. Heben Sie den Kopf an, und schauen
Sie in Richtung Decke.
6. Heben Sie nun bei angespannter
Gesäß- und Bauchmuskulatur
vorsichtig den Oberkörper vom
Boden ab.
7. Die Arme bleiben angewinkelt und
nah am Körper.
8. Gehen Sie bewusst ins Hohlkreuz.
9. Schieben Sie das Brustbein nach
vorne, indem Sie Ihre Schulterblätter
zusammenschieben.

10. Drücken Sie Ihre Schultern herunter.
11. Halten Sie die Gesäß- und
Bauchmuskulatur angespannt.
12. Atmen Sie 3 bis 5 Mal langsam
ein und aus, und halten Sie diese
Stellung.
13. Führen Sie mit der nächsten
Ausatmung Ihren Oberkörper Wirbel
für Wirbel wieder langsam zum
Boden zurück.
14. Legen Sie Ihren Kopf wieder auf die
Stirn.
15. Spüren Sie für weitere 3 bis 5
Atemzüge in Ihren Körper hinein.
Wie fühlt er sich nun an?
16. Gehen Sie danach jedes Mal in die
Ausgleichsübung, bevor Sie die
Übung wiederholen.

**Dauer:** insgesamt 3 Mal

**Ausgleichsübung:**
*Stellung des Kindes* (siehe S. 172)

# Krieger I – Virabhadrasana I

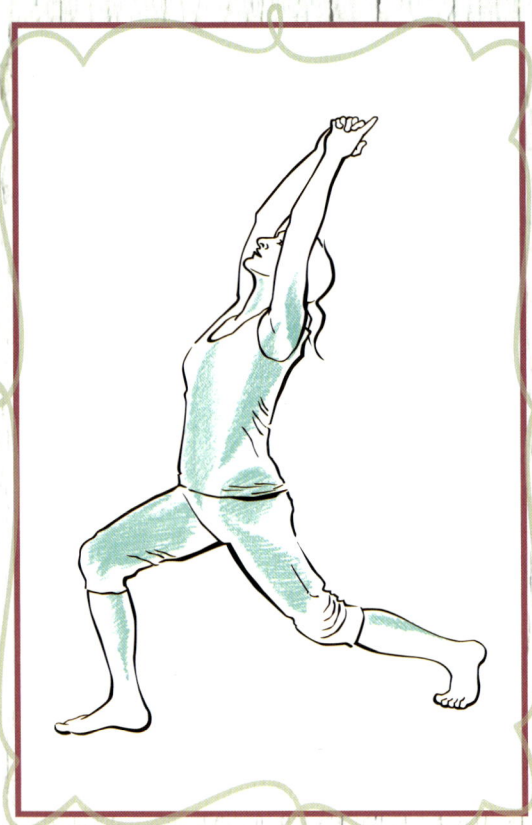

**Wirkungsweise**

Durch die Drehung des Körpers kann diese Übung gegen Hüft-, Bein-, Knie- und Fußprobleme helfen. Die Lendenwirbelsäule wird besonders in Anspruch genommen und die Muskulatur gestärkt.

Bei dieser Übung werden viele Muskelgruppen sowohl im Oberkörper als auch in den unteren Extremitäten gedehnt und gekräftigt.

Bedingt durch die extreme Beingrätsche und das Absinken des Körperschwerpunktes wird die Beinmuskulatur stark beansprucht und somit aufgebaut.

Da die Arme maximal nach oben gedehnt werden, wird die Zirkulation der Flüssigkeit in den Schultergelenken angeregt. Verspannungen im Schultergürtel können durch die Armstreckung gemildert werden.

**Wirkung:**

- Durch die Öffnung des Brustkorbes wird die Atmung verbessert,
- Beine und Fußgelenke werden gekräftigt,
- Rücken- und Beinmuskulatur werden gestärkt,
- der Gleichgewichtssinn wird trainiert.

**Involvierte Muskulatur:**

- Schultern,
- Rücken,
- Bauch,
- Hüfte,
- Becken,
- Oberschenkel,
- Waden.

**Vorsicht bei:**

- Herzproblemen,
- erhöhtem Augeninnendruck, Netzhautablösung, Glaukom,
- Problemen mit den Gelenken in Schultern, Ellbogen, Hüfte und Beinen.

→ Hände stützen sich ab,
→ Unterschenkel steht senkrecht,
→ rechtes Knie gebeugt,
→ Zehen des linken Fußes aufgestellt,
→ Bauchmuskulatur angespannt.

### Ausführung:

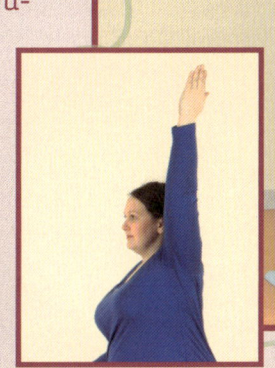

1. Stellen Sie sich zu beiden Seiten je einen Stuhl als Stütze.
2. Stellen Sie sich aufrecht hin, und gehen Sie in eine weite Grätsche. Je weiter auseinander die Füße stehen, desto wirkungsvoller wird die Übung.
3. Drehen Sie den rechten Fuß um 90° nach rechts.
4. Drehen Sie Ihren Oberkörper und das Becken nach rechts.
5. Halten Sie sich an den Stuhllehnen rechts und links fest.
6. Beugen Sie das rechte Knie so weit, dass Sie Ihre rechte Fußspitze noch sehen können.
7. Drehen Sie nun auch den linken Fuß nach vorne, und stellen sie die Zehen auf.
8. Spannen Sie die Bauchmuskulatur an.
9. Wenn möglich, halten Sie sich nur noch mit einer Hand an der Stuhllehne fest.
10. Heben Sie erst den einen freien Arm, dann, wenn möglich, den anderen Arm.
11. Schauen Sie geradeaus.
12. Atmen Sie 3 bis 5 Mal langsam ein und aus, und halten Sie diese Stellung.
13. Drehen Sie Ihre Füße und den Oberkörper wieder zur Mitte, und lassen Sie Ihre Arme und Ihren Oberkörper nach vorne in die Entspannung fallen. Die Knie sind locker. Bei Problemen mit der Halswirbelsäule sollte der Kopf eine gerade Verlängerung der Halswirbelsäule bilden.
14. Atmen Sie 3 bis 5 Mal langsam in den Rücken.
15. Richten Sie sich mit der nächsten Einatmung Wirbel für Wirbel langsam auf.
16. Spüren Sie für weitere 3 bis 5 Atemzüge in Ihren Körper hinein. Wie fühlen sich beide Körperhälften nun an? Gibt es Unterschiede?

**Dauer:** insgesamt 3 Mal pro Seite

**Hilfsmittel:** 2 Stühle

→ Unterschenkel senkrecht,
→ Arme zur Decke gestreckt,
→ rechtes Knie gebeugt,
→ Bauchmuskulatur angespannt

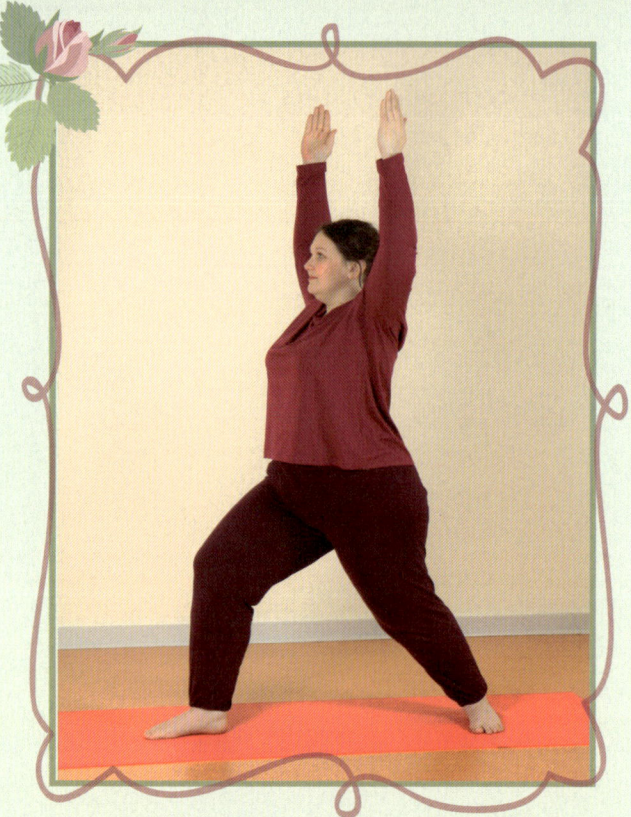

**Ausführung:**

1. Stellen Sie sich aufrecht hin, und gehen Sie in eine weite Grätsche. Je weiter auseinander die Füße stehen, desto wirkungsvoller wird die Übung.
2. Heben Sie Ihre Arme auf Schulterhöhe an, sodass sie parallel zum Boden sind. Die Handflächen zeigen nach unten. Die Finger sind gestreckt, und die Daumen liegen an.
3. Drehen Sie den rechten Fuß um 90° nach rechts.
4. Lassen Sie den linken Fuß in seiner Position.
5. Drehen Sie Ihren Oberkörper nach rechts.
6. Beugen Sie das rechte Knie so weit, dass Sie Ihre rechte Fußspitze noch sehen können.
7. Spannen Sie die Bauchmuskulatur an.
8. Strecken Sie beide Arme über den Kopf. Die Handflächen zeigen zueinander.
9. Schauen Sie geradeaus.
10. Atmen Sie 3 bis 5 Mal langsam ein und aus, und halten Sie diese Stellung.
11. Drehen Sie Ihren rechten Fuß und den Oberkörper wieder zur Mitte, und lassen Sie Ihre Arme und Ihren Oberkörper nach vorne in die Entspannung fallen. Die Knie sind locker. Bei Problemen mit der Halswirbelsäule sollte der Kopf eine gerade Verlängerung der Halswirbelsäule bilden.
12. Atmen Sie 3 bis 5 Mal langsam ein und aus.
13. Richten Sie sich mit der nächsten Einatmung wieder Wirbel für Wirbel langsam auf.
14. Spüren Sie für weitere 3 bis 5 Atemzüge in Ihren Körper hinein. Wie fühlen sich beide Körperhälften nun an? Gibt es Unterschiede?

**Dauer:** insgesamt 3 Mal pro Seite

→ Unterschenkel senkrecht,

→ Zehen aufgestellt,

→ Hände in *Tempelpose* (siehe S. 49) über dem Kopf,

→ Oberkörper leicht nach hinten gebeugt,

→ Bauchmuskulatur angespannt.

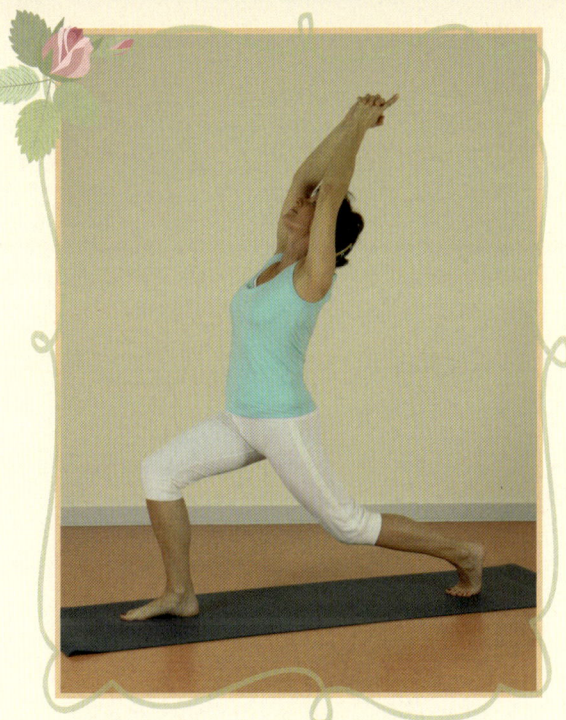

## Ausführung:

1. Stellen Sie sich aufrecht hin, und gehen Sie in eine weite Grätsche, idealerweise 1 m weit. Je weiter auseinander die Füße stehen, desto wirkungsvoller wird die Übung.

2. Heben Sie Ihre Arme auf Schulterhöhe an, sodass sie parallel zum Boden sind. Die Handflächen zeigen nach unten. Die Finger sind gestreckt, und der Daumen liegt an.

3. Drehen Sie den rechten Fuß um 90° nach rechts.

4. Drehen Sie Ihren Oberkörper nach rechts.

5. Legen Sie beide Hände auf den rechten Oberschenkel, sodass das Becken nach vorne kommt.

6. Beugen Sie das rechte Knie. Achten Sie darauf, dass der Unterschenkel senkrecht steht.

7. Drehen Sie den linken Fuß nach vorne, und stellen Sie die Zehen auf.

8. Spannen Sie die Bauchmuskulatur an.

9. Strecken Sie beide Arme über den Kopf.

10. Falten Sie Ihre Hände zur *Tempelpose* (siehe S. 49).

11. Schauen Sie in die Richtung Ihrer Hände, so weit es für die Halswirbelsäule noch angenehm ist.

12. Beugen Sie sich leicht nach hinten.

13. Atmen Sie 3 bis 5 Mal langsam ein und aus, und halten Sie diese Stellung.

14. Drehen Sie Ihre Füße und den Oberkörper wieder zur Ausgangsposition, und lassen Sie Ihre Arme und Ihren Oberkörper nach vorne in die Entspannung fallen. Die Knie sind locker.

15. Atmen Sie 3 bis 5 Mal langsam in den Rücken.

16. Richten Sie sich mit der nächsten Einatmung wieder Wirbel für Wirbel langsam auf.

17. Spüren Sie für weitere 3 bis 5 Atemzüge in Ihren Körper hinein. Wie fühlen sich beide Körperhälften nun an? Gibt es Unterschiede?

**Dauer:** insgesamt 3 Mal pro Seite

# Krieger II – Virabhadrasana II

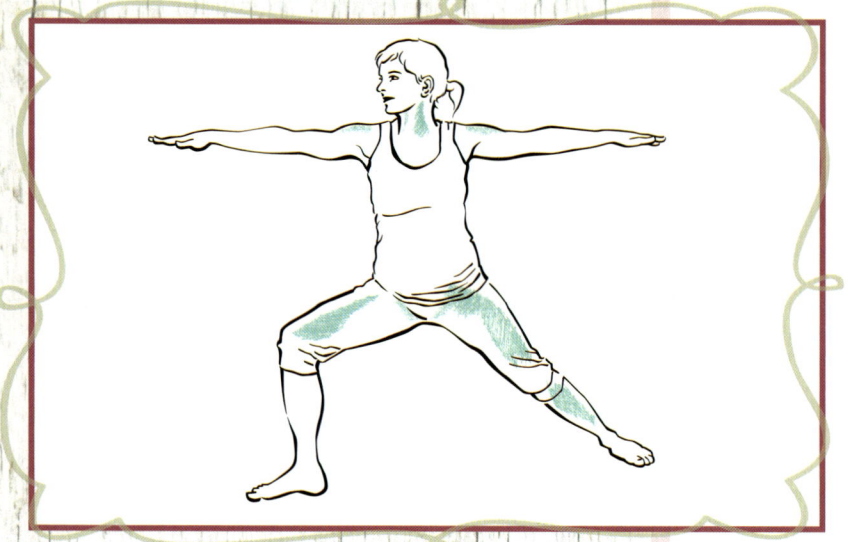

**Wirkung:**
- Durch die Öffnung des Brustkorbs wird die Atmung verbessert,
- fördert die Durchblutung und hilft bei Nacken- und Schulterverspannung,
- regt die Produktion der Gelenkflüssigkeit der Schultergelenke an,
- trainiert den Gleichgewichtssinn.

## Wirkungsweise:

Der *Krieger II* ist hilfreich gegen Rückenschmerzen, die besonders durch ein Hohlkreuz oder einen Beckenschiefstand ausgelöst werden.

Durch die weite Grätsche der Beine und das Absinken des Körperschwerpunktes wird die Beinmuskulatur gestärkt. Durch die Drehung des Körpers kann diese Übung ebenfalls bei Hüft-, Bein-, Knie- und Fußproblemen hilfreich sein. Sie öffnet die Hüfte und regt die Durchblutung an.

Da die Arme maximal gestreckt werden, wird die Zirkulation der Gelenkflüssigkeit in den Schultergelenken angeregt. Durch die An- und spätere Entspannung wird die Nackenmuskulatur entlastet, weshalb die Übung auch gegen Nackenverspannungen eingesetzt werden kann.

## Involvierte Muskulatur:

- Hals und Nacken,
- Schultern,
- Hüfte,
- Gesäß,
- Becken,
- Oberschenkel,
- Unterschenkel.

## Vorsicht bei:

- Problemen mit den Gelenken der Beine, Schultern und Ellbogen.

→ Arme maximal gestreckt,
→ Knie leicht gebeugt,
→ hinteres Bein möglichst gestreckt.

**Ausführung:**

1.  Stellen Sie sich aufrecht hin, und gehen Sie in eine weite Grätsche, so weit es Ihnen möglich ist. Je weiter auseinander die Füße stehen, desto wirkungsvoller wird die Übung.

2.  Heben Sie Ihre Arme auf Schulterhöhe an, sodass sie parallel zum Boden sind. Die Handflächen zeigen nach unten. Die Finger sind gestreckt, die Daumen liegen an.

*Tipp* Sie können sich auch einen Stuhl an Ihre rechte Seite stellen und sich mit der vorderen Hand an der Lehne festhalten.

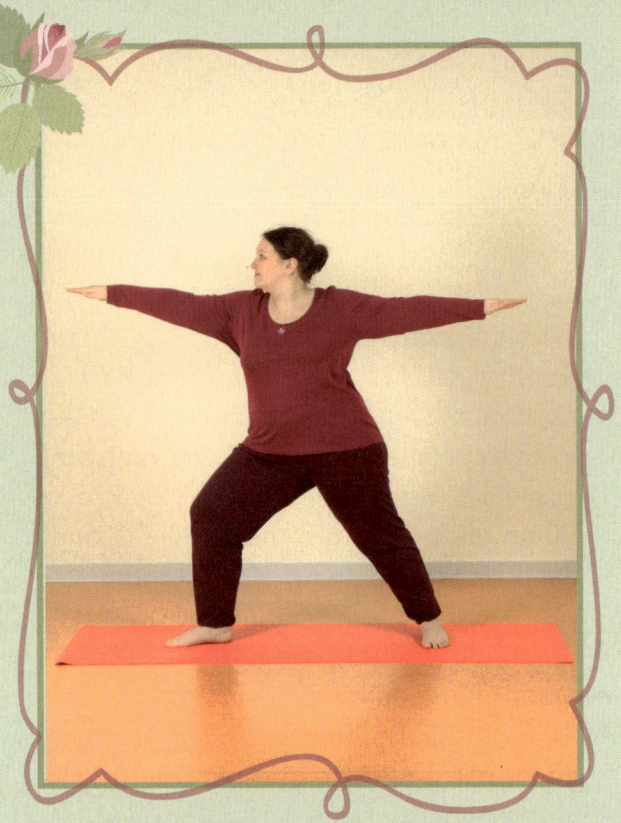

3.  Drehen Sie den rechten Fuß um 90° nach rechts.

4.  Beugen Sie das rechte Knie so weit, dass Sie Ihre rechte Fußspitze noch sehen können.

5.  Blicken Sie kurz zu Ihrem hinteren Arm, und korrigieren Sie ihn gegebenenfalls, sodass er mit dem vorderen Arm eine Linie bildet.

6.  Ziehen Sie beide Arme auseinander.

7.  Schauen Sie auf Ihre vordere Hand.

8.  Atmen Sie 3 bis 5 Mal langsam ein und aus, und halten Sie diese Stellung.

9.  Drehen Sie Ihren rechten Fuß und den Oberkörper wieder in die Ausgangsposition, und lassen Sie Ihre Arme und Ihren Oberkörper nach vorne in die Entspannung

fallen. Die Knie sind locker. Bei Problemen mit der Halswirbelsäule sollte der Kopf eine gerade Verlängerung der Halswirbelsäule bilden.

10. Atmen Sie 3 bis 5 Mal langsam in den Rücken.

11. Richten Sie sich mit der nächsten Einatmung wieder Wirbel für Wirbel langsam auf.

12. Spüren Sie für weitere 3 bis 5 Atemzüge in Ihren Körper hinein. Wie fühlen sich beide Körperhälften nun an? Gibt es Unterschiede?

**Dauer:** insgesamt 3 Mal pro Seite

**Hilfsmittel:** 1 Stuhl (eventuell)

→ Arme maximal
  gestreckt,
→ Unterschenkel
  senkrecht,
→ Knie stark gebeugt,
→ hinteres Bein ge-
  streckt.

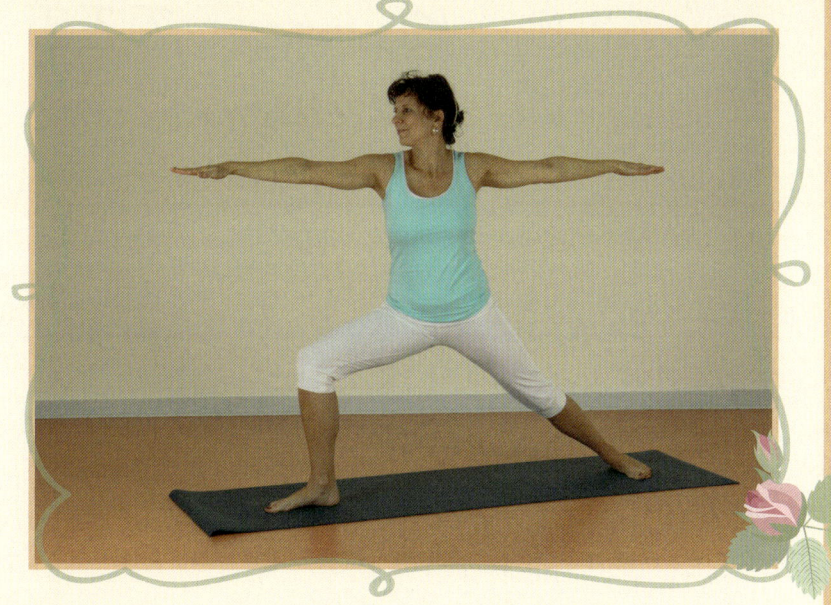

## Ausführung:

1. Stellen Sie sich aufrecht hin, und gehen Sie in eine weite Grätsche, idealerweise 1 m weit. Je weiter auseinander die Füße stehen, desto wirkungsvoller wird die Übung.
2. Heben Sie Ihre Arme auf Schulterhöhe an, sodass sie parallel zum Boden sind. Die Handflächen zeigen nach unten. Die Finger sind gestreckt, und der Daumen liegt an.
3. Drehen Sie den rechten Fuß um 90° nach rechts.
4. Beugen Sie das rechte Knie so weit wie möglich. Achten Sie darauf, dass der Unterschenkel senkrecht steht.
5. Gehen Sie so tief wie möglich in die Grätschstellung.
6. Blicken Sie kurz zu Ihrem hinteren Arm, und korrigieren Sie ihn gegebenenfalls, sodass er mit dem vorderen Arm eine Linie bildet.
7. Ziehen Sie beide Arme aktiv auseinander.
8. Schauen Sie auf Ihre vordere Hand.
9. Atmen Sie 3 bis 5 Mal langsam ein und aus, und halten Sie diese Stellung.
10. Drehen Sie Ihren rechten Fuß und den Oberkörper wieder in die Ausgangsposition, und lassen Sie Ihre Arme und Ihren Oberkörper nach vorne in die Entspannung fallen. Die Knie sind locker.
11. Atmen Sie 3 bis 5 Mal langsam in den Rücken.
12. Richten Sie sich mit der nächsten Einatmung wieder Wirbel für Wirbel langsam auf.
13. Spüren Sie für weitere 3 bis 5 Atemzüge in Ihren Körper hinein. Wie fühlen sich beide Körperhälften nun an? Gibt es Unterschiede?

**Dauer:** insgesamt 3 Mal pro Seite

# Krieger III – Virabhadrasana III

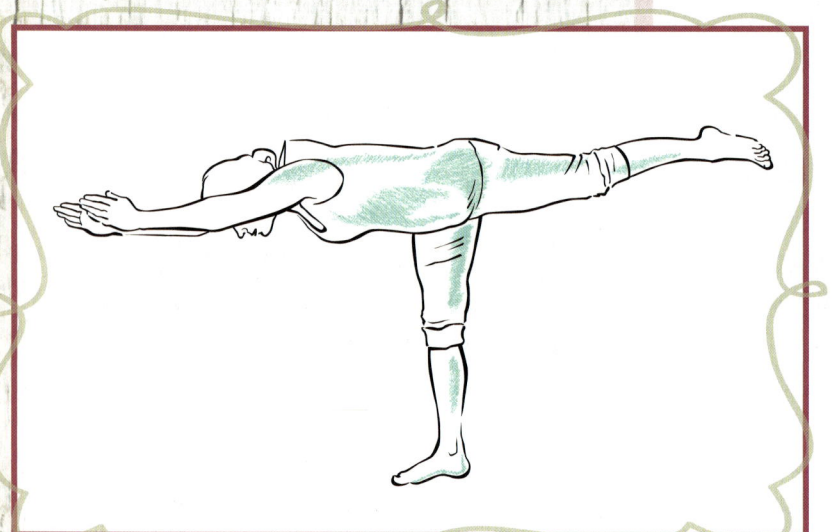

**Wirkungsweise:**
Diese Übung ist die anspruchsvollste der in diesem Buch vorgestellten *Kriegerstellungen*. Durch das Üben dieser Haltung wird der Gleichgewichtssinn trainiert. Ihre Standfestigkeit, Kraft und Flexibilität wird dabei gestärkt.

Auch eine hohe Körperspannung wird benötigt, um den Körper waagerecht halten zu können. Daher fördert der *Krieger* die Kräftigung der Rückenmuskulatur. Das Gewicht wird nur von einem Bein getragen. Die Beinmuskulatur wird dadurch aufgebaut.

Durch die maximale Armstreckung wird die Zirkulation der Gelenkflüssigkeit in den Schultergelenken angeregt. Verspannungen im Schulterbereich können gelindert werden.

Auf geistiger Ebene fördert die Übung Selbstbewusstsein und Willenskraft.

**Wirkung:**
- Trainiert den Gleichgewichtssinn,
- regt die Bildung von Flüssigkeit in den Schultergelenken an,
- fördert die Durchblutung und hilft bei Nacken und Schulterverspannung,
- stärkt die Beinmuskulatur.

**Involvierte Muskulatur:**
- Schultern,
- Rücken,
- Bauch,
- Gesäß,
- Oberschenkel,
- Unterschenkel.

**Vorsicht bei:**
- Problemen mit den Gelenken der Füße, Knie, Hüften, Schultern und Ellbogen.

→ Hände greifen Lehne,
→ Bein ausgestreckt.

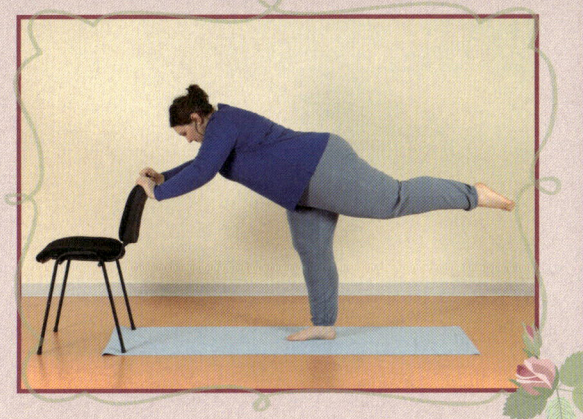

**Ausführung:**

1. Stellen Sie einen Stuhl auf eine rutschfeste Unterlage, sodass die Stuhllehne Ihnen zugewandt ist.
2. Stellen Sie sich so neben den Stuhl, dass er sich an Ihrer rechten Seite befindet. Der Abstand zur Stuhllehne sollte so sein, dass Ihr ausgestreckter rechter Arm gerade noch die Stuhllehne berührt.
3. Gehen Sie in eine weite Grätsche, indem Sie mit dem linken Fuß einen Schritt zur Seite machen. Der rechte Fuß bleibt stehen.
4. Heben Sie Ihre Arme auf Schulterhöhe an, sodass sie parallel zum Boden sind. Die Handflächen zeigen nach unten. Die Finger sind gestreckt, und die Daumen liegen an.
5. Drehen Sie den rechten Fuß um 90° nach rechts.
6. Drehen Sie Ihren Oberkörper nach rechts.
7. Greifen Sie mit beiden Händen die Stuhllehne.
8. Drehen Sie den linken Fuß nach vorne.
9. Beugen Sie das rechte Knie.
10. Spannen Sie die Bauchmuskulatur an.
11. Heben Sie nun Ihr linkes Bein, und strecken Sie es durch.
12. Strecken Sie Ihr rechtes Standbein.
13. Drehen Sie das linke Knie zum rechten Bein.
14. Sie können nun versuchen, Ihre rechte Hand vom Stuhl zu lösen und diese nach vorne über die Stuhllehne zu strecken. Die linke Hand hält sich weiterhin fest.
15. Schauen Sie zum Boden.
16. Atmen Sie 3 bis 5 Mal langsam ein und aus, und halten Sie diese Stellung.
17. Lösen Sie die Stellung auf, und stellen Sie sich wieder in die Grätsche. Lassen Sie Ihre Arme und Ihren Oberkörper nach vorne in die Entspannung fallen. Die Knie sind locker.
18. Atmen Sie 3 bis 5 Mal langsam ein und aus.
19. Richten Sie sich mit der nächsten Einatmung wieder Wirbel für Wirbel langsam auf.
20. Spüren Sie für weitere 3 bis 5 Atemzüge in Ihren Körper hinein. Wie fühlen sich beide Körperhälften nun an? Gibt es Unterschiede?

**Dauer:** insgesamt 3 Mal pro Seite

**Hilfsmittel:** 1 Stuhl

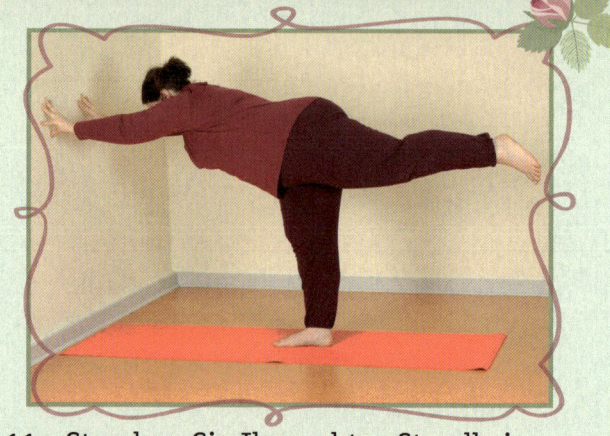

→ Fingerspitzen berühren die Wand,
→ Bein ausgestreckt.

**Ausführung:**

1. Stellen Sie sich links neben eine Wand. Der Abstand zur Wand sollte so sein, dass Ihr ausgestreckter rechter Arm gerade noch die Wand berührt. Später können Sie nach und nach Ihren Abstand zu Wand vergrößern.
2. Gehen Sie in eine weite Grätsche, indem Sie mit dem linken Fuß einen Schritt zur Seite machen. Der rechte Fuß bleibt stehen.
3. Heben Sie Ihre Arme auf Schulterhöhe an, sodass sie parallel zum Boden sind. Die Handflächen zeigen nach unten. Die Finger sind gestreckt, und der Daumen liegt an.
4. Drehen Sie den rechten Fuß um 90° nach rechts.
5. Drehen Sie Ihren Oberkörper nach rechts.
6. Atmen Sie ein, und bringen Sie Ihren Oberkörper und die Arme nach vorne, bis sie parallel zum Boden sind. Stützen Sie Ihre Hände schulterbreit an der Wand ab.
7. Drehen Sie den linken Fuß nach vorne.
8. Beugen Sie das rechte Knie.
9. Spannen Sie die Bauchmuskulatur an.
10. Heben Sie nun Ihr linkes Bein, und strecken Sie es durch.
11. Strecken Sie Ihr rechtes Standbein.
12. Drehen Sie das linke Knie zum rechten Bein.
13. Achten Sie darauf, dass Arme, Rücken und linkes Bein eine möglichst gerade Linie bilden.
14. Schauen Sie zum Boden.
15. Atmen Sie 3 bis 5 Mal langsam ein und aus, und halten Sie diese Stellung.
16. Lösen Sie die Stellung auf, und stellen Sie sich wieder in die Grätsche. Lassen Sie Ihre Arme und Ihren Oberkörper nach vorne in die Entspannung fallen. Die Knie sind locker.
17. Atmen Sie 3 bis 5 Mal langsam in den Rücken.
18. Richten Sie sich mit der nächsten Einatmung wieder Wirbel für Wirbel langsam auf.
19. Spüren Sie für weitere 3 bis 5 Atemzüge in Ihren Körper hinein. Wie fühlen sich beide Körperhälften nun an? Gibt es Unterschiede?

**Dauer:** insgesamt 3 Mal pro Seite

**Hilfsmittel:** Wand

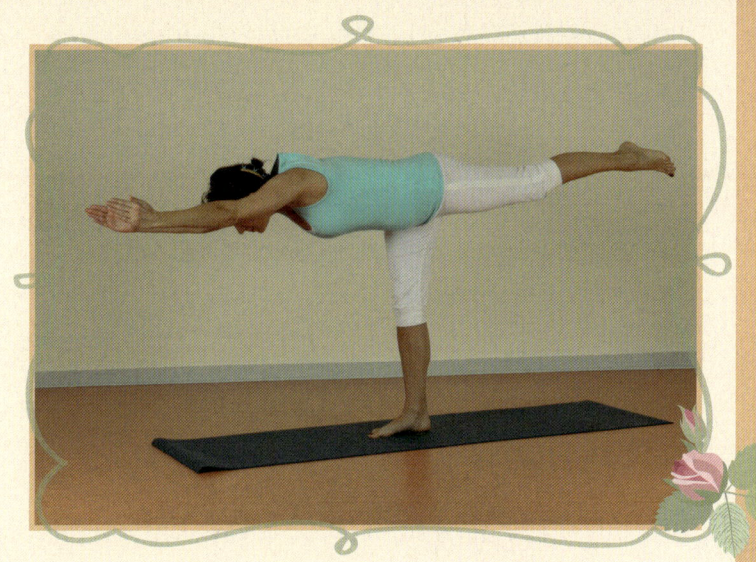

→ Bauchmuskulatur angespannt,
→ Knie nach innen gedreht,
→ Arme ziehen maximal nach vorne.

## Ausführung:

1. Stellen Sie sich aufrecht hin, und gehen Sie in eine weite Grätsche.
2. Heben Sie Ihre Arme auf Schulterhöhe an, sodass sie parallel zum Boden sind. Die Handflächen zeigen nach unten. Die Finger sind gestreckt, und die Daumen liegen an.
3. Drehen Sie den rechten Fuß um 90° nach rechts.
4. Drehen Sie Ihren Oberkörper nach rechts.
5. Atmen Sie ein, und bringen Sie Ihren Oberkörper und die Arme nach vorne, bis sie parallel zum Boden sind.
6. Drehen Sie den linken Fuß nach vorne.
7. Beugen Sie das rechte Knie.
8. Spannen Sie die Bauchmuskulatur an.
9. Heben Sie nun Ihr linkes Bein, und strecken Sie es durch.
10. Strecken Sie Ihr rechtes Standbein.
11. Drehen Sie das linke Knie zum rechten Bein.
12. Achten Sie darauf, dass Arme, Rücken und linkes Bein eine möglichst gerade Linie bilden.
13. Drehen Sie Ihre Handflächen zueinander, sodass die Daumen nach oben zeigen.
14. Schauen Sie zum Boden.
15. Atmen Sie 3 bis 5 Mal langsam ein und aus, und halten Sie diese Stellung.
16. Stellen Sie sich wieder in die Grätsche. Lassen Sie Ihre Arme und Ihren Oberkörper nach vorne in die Entspannung fallen. Die Knie sind locker.
17. Atmen Sie 3 bis 5 Mal langsam in den Rücken.
18. Richten Sie sich mit der nächsten Einatmung wieder Wirbel für Wirbel langsam auf.
19. Spüren Sie für weitere 3 bis 5 Atemzüge in Ihren Körper hinein. Wie fühlen sich beide Körperhälften nun an? Gibt es Unterschiede?

**Dauer:** insgesamt 3 Mal pro Seite

# Krokodil – Jatharaparivartasana

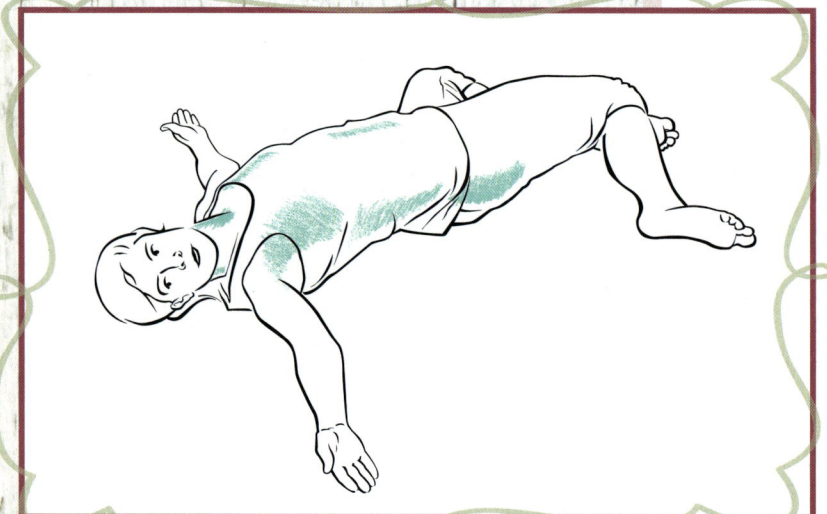

Durch die Dehnung der Lendenwirbelsäule wird die Beweglichkeit im Beckenbereich (zum Beispiel des Iliosakralgelenks) gefördert. Gegen Schmerzen im Rücken- oder Hüftgelenksbereich kann diese Übung lindernd eingesetzt werden. Da durch die Kopfwendung auch die Halswirbelsäule aktiv an dieser Übung beteiligt ist, werden Hals- und Schultermuskulatur gedehnt. Deshalb kann diese Übung auch hilfreich gegen Verspannungen in diesem Bereich sein. Der gesamte Bauch- und Beckenbereich wird durch die gedrehte Dehnung besser durchblutet. Die Bauchorgane werden angeregt, was sich regulierend auf die Verdauung auswirkt.

## Wirkung:

- Hilft gegen Wirbelsäulenprobleme,
- dehnt den Beckenraum und macht ihn geschmeidiger,
- dehnt die Hüftmuskulatur.

## Wirkungsweise:

Bei dieser Übung wird die gesamte Wirbelsäule gedehnt. Dadurch kann die Asana vorbeugend oder auch heilend gegen bereits bestehende Deformationen der Wirbelsäule wirken. Zu den Deformationen kann man die Krümmung der Wirbelsäule nach vorne (Lordose), den Rundrücken (Kyphose) und die Verdrehung der Wirbel (Skoliose) zählen. Besonders gut ist diese Übung gegen Rundrücken und Verdrehung der Wirbel. Die Nerven, die seitlich der Wirbelkörper austreten, werden beruhigt und harmonisiert, was sich auf das gesamte Nervensystem positiv auswirkt.

## Involvierte Muskulatur:

- Hals,
- Nacken,
- Schultern,
- Brust,
- Bauch,
- Hüfte,
- Gesäß.

## Vorsicht bei:

- Bandscheibenvorfall,
- Halswirbelproblemen.

➔ Arme auf Schulterhöhe ausgestreckt,
➔ Knie angewinkelt.

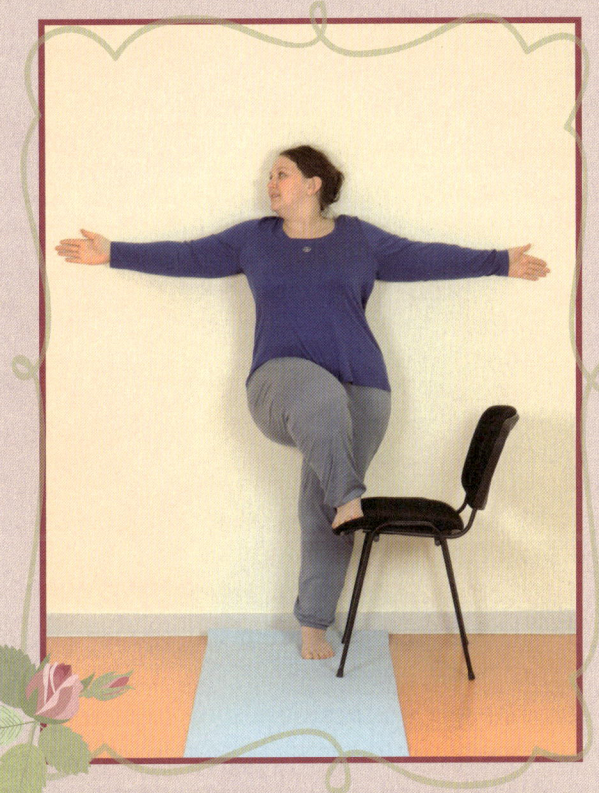

### Ausführung:

1. Stellen Sie sich aufrecht mit dem Rücken gegen eine Wand. Ihre Füße stehen hüftbreit auseinander.
2. Stellen Sie einen Stuhl, mit der Sitzfläche zu Ihnen gerichtet, an Ihre linke Seite.
3. Heben Sie Ihr rechtes Bein auf den Stuhl, und stellen Sie den Fuß auf der Sitzfläche ab.
4. Strecken Sie Ihre Arme waagerecht in Brusthöhe nach rechts und links aus. Wenn Sie die Arme nicht so lange in dieser Position halten können, senken Sie sie ab. Die Handrücken zeigen zur Wand.
5. Drücken Sie Kopf und Schultern an die Wand.
6. Schauen Sie nach rechts.
7. Mit der nächsten Ausatmung versuchen Sie, das rechte Bein weiter nach links zu drücken.
8. Atmen Sie 3 bis 5 Mal langsam ein und aus, und halten Sie diese Stellung.
9. Bringen Sie mit der anschließenden Einatmung den Kopf und die Beine wieder zur Mitte.
10. Stellen Sie den Stuhl auf die rechte Seite.

*Tipp* Sie können auch einen zweiten Stuhl auf die rechte Seite stellen.

11. Heben Sie Ihr linkes Bein auf den Stuhl, und verfahren Sie wie zuvor.
12. Bringen Sie mit der anschließenden Einatmung den Kopf und die Beine wieder in die Ausgangsposition.
13. Stellen Sie sich entspannt hin.
14. Spüren Sie für weitere 3 bis 5 Atemzüge in Ihren Körper hinein. Wie fühlt er sich nun an?

**Dauer:** insgesamt 3 Mal

**Ausgleichsübung:**
*Krokodilsentspannung* im Sitzen (siehe S. 54)

**Hilfsmittel:** Wand
              1 Stuhl
              1 Stuhl (eventuell)

➜ Knie so weit wie
   möglich auf dem Boden,
➜ Kopf so weit drehen,
   wie noch angenehm.

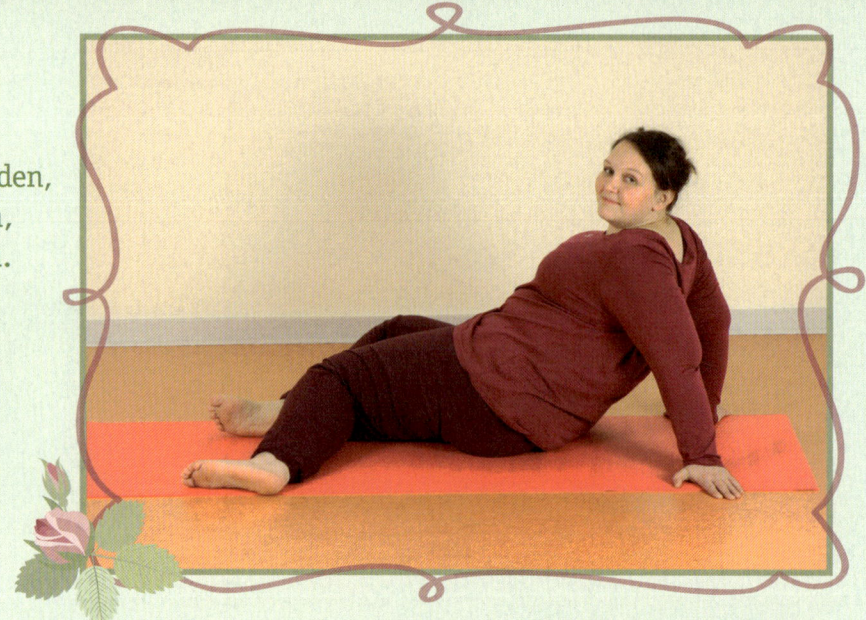

## Ausführung:

1. Setzen Sie sich auf den Boden, und legen Sie beide Beine hüftbreit nebeneinander.
2. Ziehen Sie Ihre Gesäßmuskulatur nach hinten und zur Seite weg.
3. Stellen Sie die Füße mit einem Abstand von 20 bis 60 cm nebeneinander auf. Je weiter auseinander die Füße stehen, desto wirkungsvoller wird die Übung.
4. Stützen Sie sich mit Ihren Händen hinter dem Rücken auf dem Boden ab. Die Fingerspitzen zeigen zur Seite oder nach hinten.
5. Schieben Sie das Brustbein nach vorne, indem Sie Ihre Schulterblätter zusammenschieben.
6. Schauen Sie nach links.
7. Mit der nächsten Ausatmung lassen Sie Ihre Knie nach rechts in Richtung Boden sinken.
8. Atmen Sie 3 bis 5 Mal langsam ein und aus, und halten Sie diese Stellung.
9. Bringen Sie mit der anschließenden Einatmung den Kopf und die Beine wieder zur Mitte.
10. Schauen Sie nach rechts.
11. Mit der nächsten Ausatmung kippen Sie Ihre Knie nach links in Richtung Boden.
12. Atmen Sie 3 bis 5 Mal langsam ein und aus, und halten Sie diese Stellung.
13. Bringen Sie mit der anschließenden Einatmung den Kopf und die Beine wieder zur Mitte.
14. Setzen Sie sich entspannt hin.
15. Spüren Sie für weitere 3 bis 5 Atemzüge in Ihren Körper hinein. Wie fühlt er sich nun an?

**Dauer:** insgesamt 3 Mal

## Ausgleichsübung:
*Krokodilsentspannung* im Liegen
(siehe S. 56)

→ Knie so weit wie mög-
lich zum Boden,
→ Kopf so weit drehen,
wie noch angenehm.

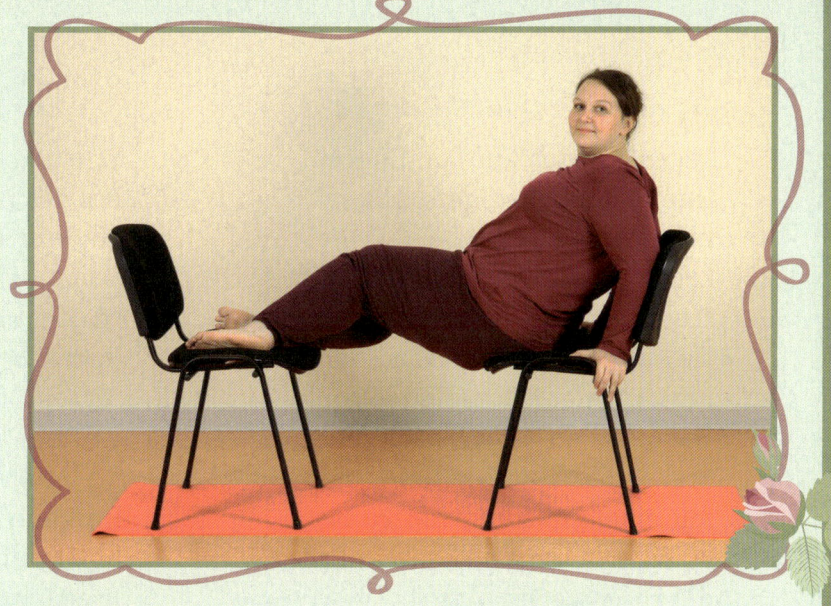

## Ausführung:

1. Stellen Sie 2 Stühle mit den Sitzflächen zueinander auf eine rutschfeste Unterlage.
2. Setzen Sie sich auf einen Stuhl, und stellen Sie beide Füße auf den Boden.
3. Ziehen Sie Ihre Gesäßmuskulatur nach hinten und zur Seite weg.
4. Stellen Sie die Füße mindestens hüftbreit nebeneinander auf die Sitzfläche des 2. Stuhls.
5. Legen Sie Ihre Hände auf die Sitzfläche hinter Ihrem Rücken.
6. Schieben Sie das Brustbein nach vorne, indem Sie Ihre Schulterblätter zusammenschieben.
7. Schauen Sie nach links.
8. Mit der nächsten Ausatmung lassen Sie Ihre Knie nach rechts fallen.
9. Atmen Sie 3 bis 5 Mal langsam ein und aus, und halten Sie diese Stellung.
10. Bringen Sie mit der anschließenden Einatmung den Kopf und die Beine wieder zur Mitte.
11. Schauen Sie nach rechts.
12. Mit der nächsten Ausatmung kippen Sie Ihre Knie nach links.
13. Atmen Sie 3 bis 5 Mal langsam ein und aus, und halten Sie diese Stellung.
14. Bringen Sie mit der anschließenden Einatmung den Kopf und die Beine wieder zur Mitte. Nehmen Sie die Arme und Beine herunter, und setzen Sie sich entspannt hin.
15. Spüren Sie für weitere 3 bis 5 Atemzüge in Ihren Körper hinein. Wie fühlt er sich nun an?

**Dauer:** insgesamt 3 Mal

**Ausgleichsübung:**
*Krokodilsentspannung* im Sitzen (siehe S. 54)

**Hilfsmittel:** 2 Stühle

**Ausführung:**

1. Legen Sie sich auf den Rücken. Ihre Beine liegen geschlossen nebeneinander.
2. Legen Sie Ihre Hände auf die Brust. Dann öffnen Sie die Arme und legen sie auf den Boden, sodass Schultern und Arme eine Linie bilden. Die Handflächen zeigen nach oben.
3. Stellen Sie die Füße nebeneinander mit einem Abstand von 20 bis 60 cm auf. Je weiter auseinander die Füße stehen, desto wirkungsvoller wird die Übung.
4. Schauen Sie nach rechts.
5. Mit der nächsten Ausatmung kippen Sie Ihre Knie nach links, bis sie auf dem Boden liegen.
6. Die Schultern bleiben auf dem Boden liegen.
7. Atmen Sie 3 bis 5 Mal langsam ein und aus, und halten Sie diese Stellung.
8. Bringen Sie mit der anschließenden Einatmung den Kopf und die Beine wieder zur Mitte.
9. Schauen Sie nach links.
10. Mit der nächsten Ausatmung kippen Sie Ihre Knie nach rechts zum Boden.
11. Die Schultern bleiben auf dem Boden liegen.
12. Atmen Sie 3 bis 5 Mal langsam ein und aus, und halten Sie diese Stellung.
13. Bringen Sie mit der anschließenden Einatmung den Kopf und die Beine wieder zur Mitte.
14. Strecken Sie sich gerade aus.
15. Spüren Sie für weitere 3 bis 5 Atemzüge in Ihren Körper hinein. Wie fühlt er sich nun an?

**Dauer:** insgesamt 3 Mal

**Ausgleichsübung:**
*Krokodilsentspannung* im Liegen
(siehe S. 56)

→ Schultern bleiben auf dem Boden,
→ Knie liegen auf dem Boden.

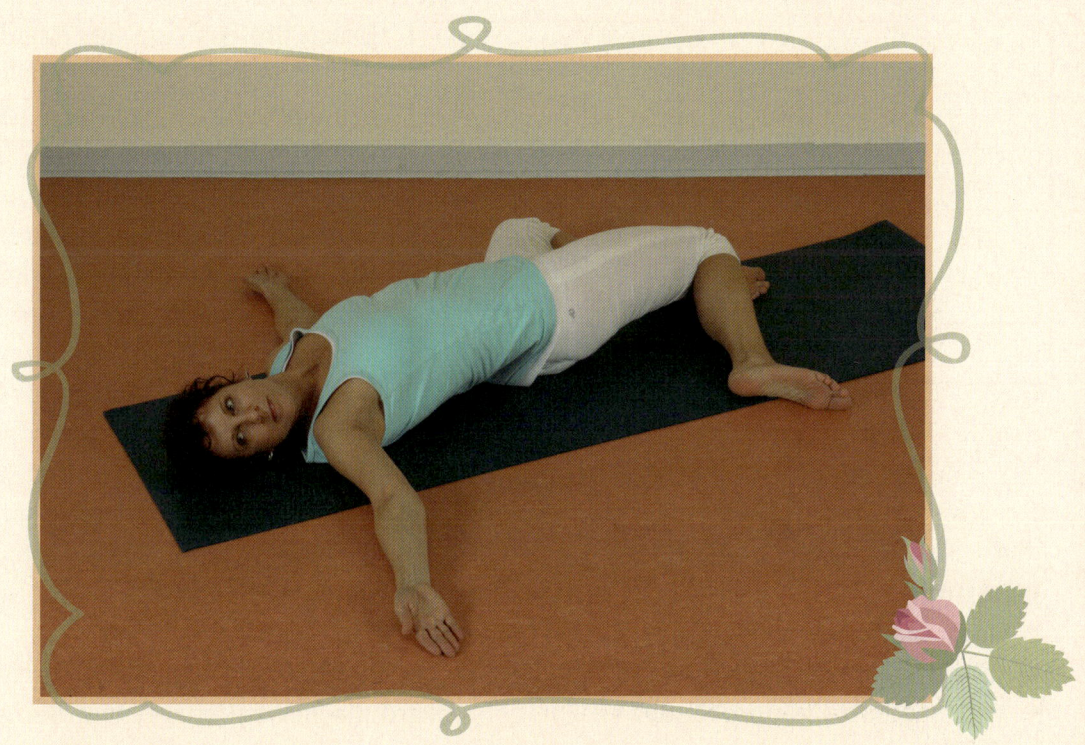

# Kuhgesicht – Gomukhasana

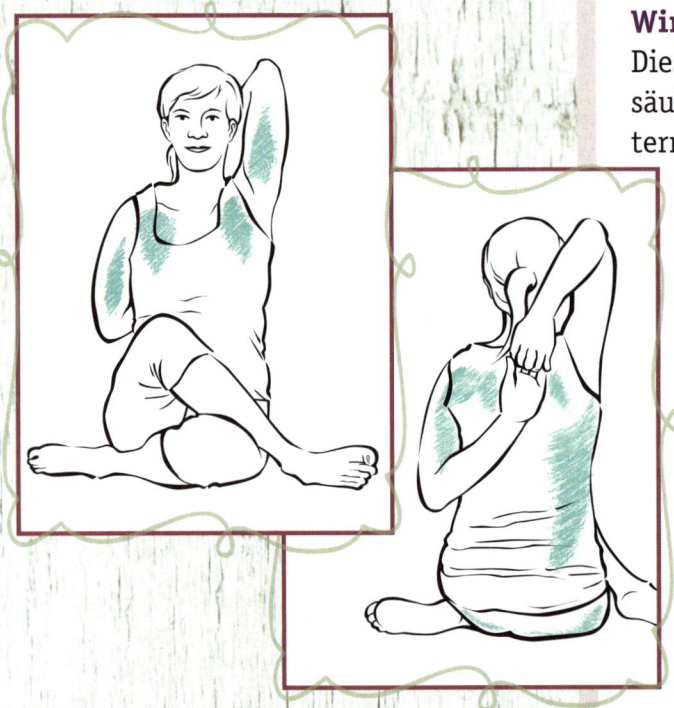

**Wirkungsweise:**

Dieser Sitz dehnt die gesamte Wirbelsäule sowie Rücken-, Arm- und Schultermuskulatur.

Durch die Position der Arme werden Arm- und Schultermuskulatur beansprucht und später entspannt. Der Zug in den Armen und Gelenken, der in dieser Haltung entsteht, öffnet die Schultern, »schmiert« die Schultergelenke und macht so den Schultergürtel geschmeidiger. Die Muskulatur der Schulterblätter, des oberen Rückens und der Arme wird gestärkt. Weiterhin kann die Übung Erleichterung bei Schleimbeutelentzündungen bringen. Sie hilft dabei, die Handgelenke wieder beweglicher zu machen.

Die Beinhaltung öffnet die Hüfte. So wird die Beweglichkeit von Beinen, Knie und Fußgelenken gefördert. Die Wirbelsäule ist aufgerichtet und auseinandergezogen. So kann die Übung hilfreich gegen Deformationen der Brustwirbelsäule (zum Beispiel Verkrümmung der Wirbelsäule) sein und wirkt gegen Hängeschultern. Sie bringt Ruhe für Körper und Geist.

**Wirkung:**
- Beugt Haltungsschäden vor,
- entspannt die Schultern,
- hilft gegen Nackenprobleme.

**Involvierte Muskulatur:**
- Schultern,
- Oberarme,
- Brust,
- Rücken,
- Hüfte,
- Gesäß.

**Vorsicht bei:**
- Problemen mit den Gelenken der Knie und Hüfte,
- Schmerzen in Händen und Handgelenken,
- Problemen mit Schultern und Ellbogen.

→ Kopf aufgerichtet,
→ Hände halten den Gurt und kommen
   so nah wie möglich zusammen.

### Ausführung:

1. Legen Sie einen Gurt bereit.
2. Stellen Sie sich in den *Yogastand*
   (siehe S. 42).
3. Greifen Sie den Gurt mit der
   rechten Hand, und führen Sie ihn
   und Ihren rechten Arm über die
   rechte Schulter.
4. Legen Sie den angewinkelten
   linken Arm auf den Rücken. Die
   Handfläche zeigt dabei vom Rücken
   weg und nach oben.
5. Greifen Sie nun den Gurt mit der
   linken Hand, und versuchen Sie,
   so nah wie möglich an Ihre rechte
   Hand heranzukommen.
6. Lassen Sie Ihre rechte Hand so weit
   wie möglich nach hinten gleiten.
   Der Oberarm bleibt dabei am Kopf.
7. Richten Sie Ihre Wirbelsäule auf.
8. Halten Sie den Kopf gerade.
9. Atmen Sie 3 bis 5 Mal langsam
   ein und aus, und halten Sie diese
   Stellung.
10. Lösen Sie die Übung mit der
    nächsten Ausatmung auf, indem
    Sie Ihre Hände langsam nach vorne
    bewegen.
11. Spüren Sie für weitere 3 bis 5
    Atemzüge in Ihren Körper hinein.
    Wie fühlen sich beide Körperhälften
    nun an? Gibt es Unterschiede?

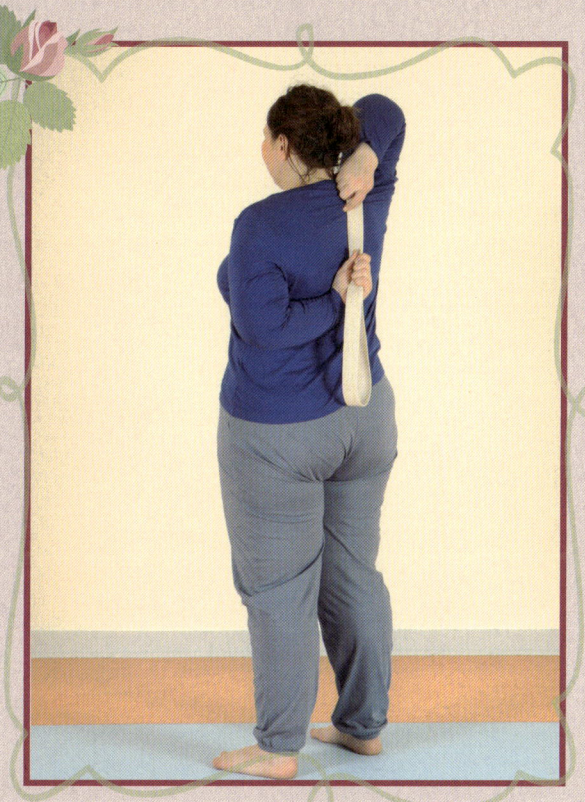

**Dauer:** insgesamt 3 Mal pro Seite

### Ausgleichsübung:
*HA-Atmung* im Stehen (siehe S. 65)

**Hilfsmittel:** 1 Gurt

→ Kopf aufgerichtet,
→ Hände halten den Gurt und kommen so nah wie möglich zusammen.

### Ausführung:

1. Legen Sie einen Gurt bereit.
2. Setzen Sie sich in den *Schneidersitz* (siehe S. 45).
3. Greifen Sie den Gurt mit der rechten Hand, und führen Sie ihn und Ihren rechten Arm über die rechte Schulter.
4. Legen Sie den angewinkelten linken Arm auf den Rücken. Die Handfläche zeigt dabei vom Rücken weg und nach oben.
5. Greifen Sie nun den Gurt mit der linken Hand, und versuchen Sie, so nah wie möglich an Ihre rechte Hand heranzukommen.
6. Lassen Sie Ihre rechte Hand so weit wie möglich nach hinten gleiten. Der Oberarm bleibt dabei am Kopf.
7. Richten Sie Ihre Wirbelsäule auf. Halten Sie den Kopf gerade.
8. Atmen Sie 3 bis 5 Mal langsam ein und aus, und halten Sie diese Stellung.
9. Lösen Sie die Übung mit der nächsten Ausatmung auf, indem Sie Hände und Beine langsam nach vorne nehmen.
10. Spüren Sie für weitere 3 bis 5 Atemzüge in Ihren Körper hinein. Wie fühlen sich beide Körperhälften nun an? Gibt es Unterschiede?

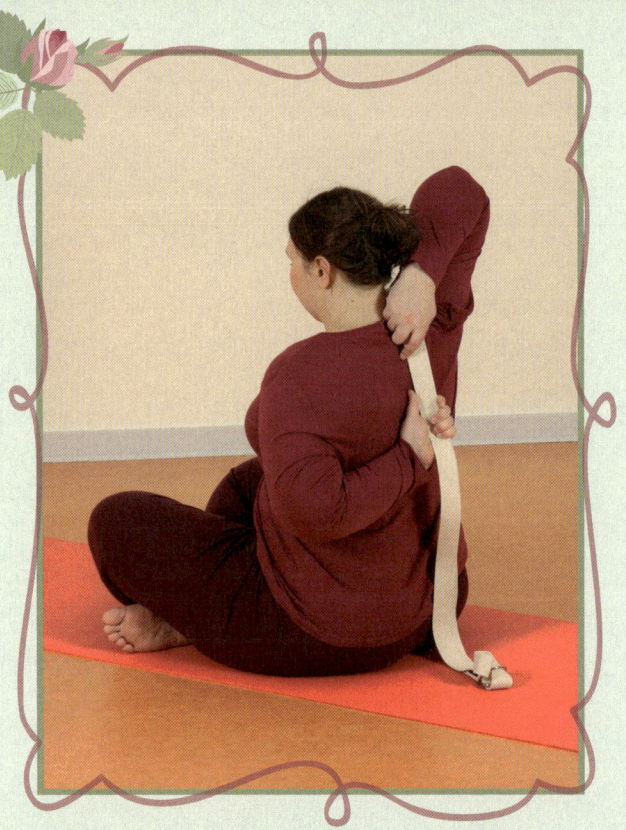

**Dauer:** insgesamt 3 Mal pro Seite

**Ausgleichsübung:**
*Kutschersitz* (siehe S. 58)

**Hilfsmittel:** 1 Gurt
2 Blöcke (eventuell)

→ Arm drückt nach hinten,
→ Kopf aufgerichtet.

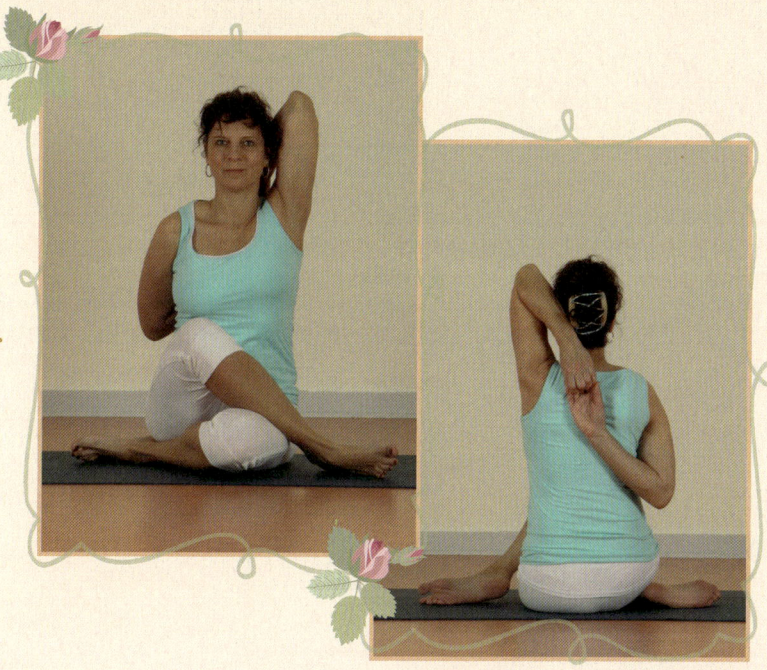

→ Hände fassen sich,
→ Wirbelsäule gerade.
→ Arme ziehen nach hinten.

### Ausführung:

1. Gehen Sie in den *Vierfüßlerstand*.
2. Schlagen Sie das rechte über das linke Bein. Die rechte Wade liegt neben dem linken Knie. Die Fußsohlen zeigen nach hinten.
3. Setzen Sie sich zwischen Ihre Füße.
4. Schieben Sie Ihren rechten Fuß ein Stück nach vorne, sodass beide Füße etwa auf einer Linie liegen.
5. Führen Sie Ihren linken Arm über die linke Schulter.
6. Legen Sie den angewinkelten rechten Arm auf den Rücken. Die Handfläche zeigt vom Rücken weg.
7. Versuchen Sie, die rechte Hand so weit wie möglich nach oben zu bringen.
8. Lassen Sie Ihre linke Hand so weit wie möglich nach hinten gleiten. Der Oberarm bleibt dabei am Kopf.
9. Versuchen Sie nun, Ihre Hände so nah zusammenzubringen, dass sich die Finger beider Hände fassen.
10. Richten Sie Ihre Wirbelsäule auf.
11. Halten Sie den Kopf gerade.
12. Atmen Sie 3 bis 5 Mal langsam ein und aus, und halten Sie diese Stellung.
13. Lösen Sie die Übung mit der nächsten Ausatmung auf, indem Sie erst die Hände und dann die Beine langsam nach vorne nehmen.
14. Spüren Sie für weitere 3 bis 5 Atemzüge in Ihren Körper hinein. Wie fühlen sich beide Körperhälften nun an? Gibt es Unterschiede?

**Dauer:** insgesamt 3 Mal pro Seite

**Ausgleichsübung:**
*Stellung des Kindes* (siehe S. 172)

# Pflug – Halasana

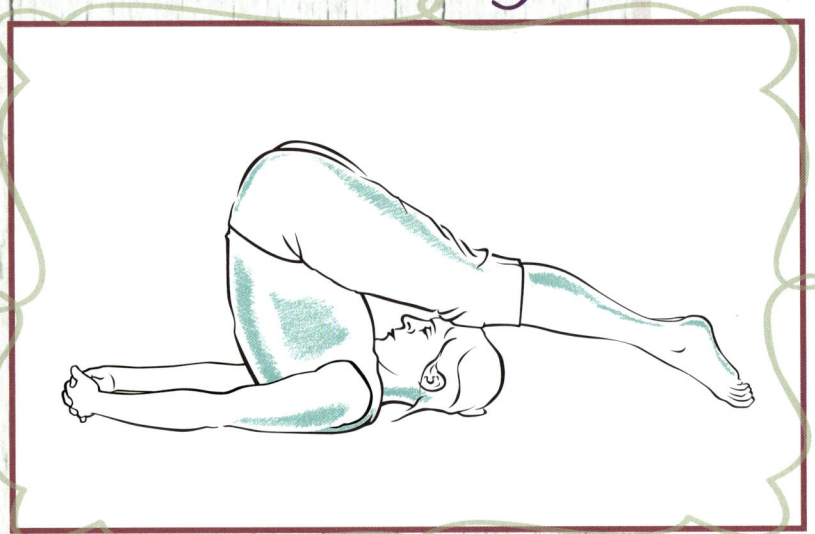

**Wirkung:**
- Harmonisiert die Schilddrüse,
- streckt die gesamte Wirbelsäule,
- fördert die Durchblutung und massiert die inneren Organe.

**Wirkungsweise:**

Die Streckung der Körperrückseite und die Pressung der Vorderseite stimulieren und harmonisieren die Schilddrüse. Die Übung regt den Stoffwechsel an und hilft somit bei der Gewichtskontrolle. Gleichzeitig wirkt die Pressung der Halsweichteile vorbeugend gegen Erkältungskrankheiten.

Durch die starke Rückwärtsbiegung werden Milz und Nieren massiert und besser durchblutet. Durch die Vorwärtspressung werden Leber und Bauchspeicheldrüse massiert und besser durchblutet. Auch im Kopfbereich findet eine stärkere Durchblutung statt, die Energie und Vitalität bringt und gleichzeitig das vegetative Nervensystem harmonisiert.

Indem die Beine hinter den Kopf geführt werden, wird die Halswirbelsäule auseinandergezogen. Damit kann die Übung lindernd gegen Verspannungen im Hals-, Schulter- und Kopfbereich und gegen Spannungskopfschmerzen wirken. Die Dehnung der hinteren Beinmuskulatur wird trainiert, und Beine und Hüfte festigen sich.

Der *Pflug* wird auch gegen Atembeschwerden (zum Bespiel Asthma) eingesetzt, weil er durch die Dehnung Platz für die Lungen schafft und für eine bessere Durchlüftung sorgt.

**Involvierte Muskulatur:**
- Nacken,
- hintere Oberarme,
- Schultern,
- Rücken,
- Brust,
- hintere Oberschenkel,
- Waden.

**Vorsicht bei:**
- Herzproblemen und erhöhtem Blutdruck,
- erhöhtem Augeninnendruck, Netzhautablösung, Glaukom,
- Blutungsneigung,
- Migräne.

→ Sitzkissen stützt den Rücken,
→ Füße berühren die Sitzfläche des Stuhls.

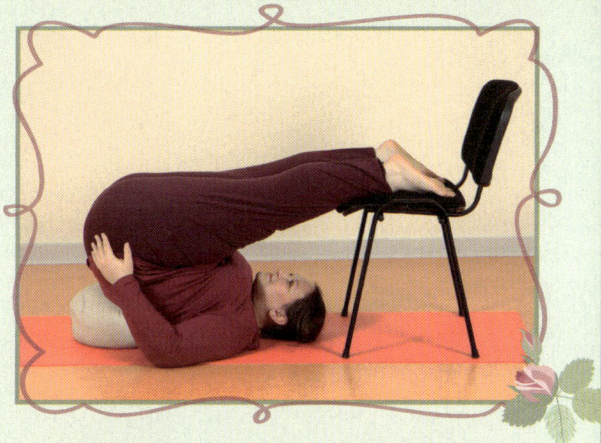

### Ausführung:

1. Stellen Sie sich einen Stuhl an das Kopfende Ihrer Matte. Die Sitzfläche zeigt zur Matte. Wenn sie längere Zeit geübt haben, können Sie den Stuhl durch ein Sitzkissen ersetzen, bis Sie Ihre Beine gestreckt auf dem Boden absetzen können.
2. Legen Sie ein Sitzkissen bereit.
3. Legen Sie sich auf den Rücken. Ihre Beine liegen hüftbreit nebeneinander. Der Kopf liegt am Stuhlende.

*Tipp* *Falten Sie eine Decke, und legen Sie sie unter Ihre Schultern, sodass Hals und Kopf frei liegen. Dadurch liegt der Kopf tiefer, und die Schilddrüse wird nicht so gepresst.*

*Tipp* *Binden Sie bei großer Oberweite diese mit dem Gurt ab.*

4. Stellen Sie die Beine auf.
5. Spannen Sie die Bein- und Bauch-muskulatur an, und heben Sie Ihre Beine an.
6. Schieben Sie das Sitzkissen unter Ihren Rücken.
7. Stützen Sie Ihren Rücken mit den Armen.

8. Versuchen Sie, die Beine hinter Ihrem Kopf auf der Sitzfläche abzulegen.
9. Atmen Sie 3 bis 5 Mal langsam ein und aus, und halten Sie diese Stellung.
10. Mit der Ausatmung winkeln Sie Ihre Beine an, und stützen Sie Ihren Rücken mit den Armen.
11. Schieben Sie das Sitzkissen zur Seite.
12. Bewegen Sie Ihren Körper Wirbel für Wirbel wieder zum Boden zurück.
13. Lassen Sie Beine und Arme auf den Boden gleiten.
14. Spüren Sie für weitere 3 bis 5 Atemzüge in Ihren Körper hinein. Wie fühlt er sich nun an?

**Dauer:** insgesamt 3 Mal

### Ausgleichsübung:
*Krokodilsentspannung* im Liegen (siehe S. 56)

**Hilfsmittel:** 1 Sitzkissen
1 Stuhl
Decke / Gurt (eventuell)

→ Sitzkissen stützt den
  Rücken,
→ Beine abgeknickt.

**Ausführung:**
1. Legen Sie ein
   Sitzkissen an Ihre
   Seite.
2. Legen Sie sich auf
   den Rücken. Ihre
   Beine liegen hüftbreit
   nebeneinander.

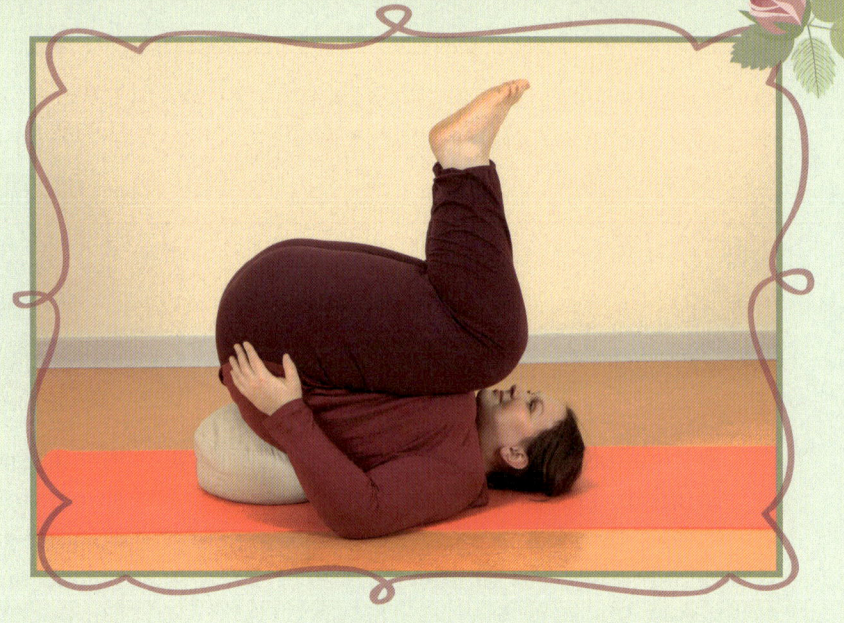

*Tipp* Falten Sie eine Decke, und legen
Sie sie unter Ihre Schultern, sodass Hals
und Kopf frei liegen. Dadurch liegt der
Kopf tiefer, und die Schilddrüse wird
nicht so gepresst.

*Tipp* Binden Sie bei großer Oberweite
diese mit dem Gurt ab.

3. Stellen Sie die Beine auf.
4. Spannen Sie die Bein- und
   Bauchmuskulatur an, und heben Sie
   Ihre Beine an.
5. Schieben Sie das Sitzkissen unter
   Ihren Rücken.
6. Stützen Sie Ihren Rücken mit den
   Armen.
7. Winkeln Sie die Beine an, und
   führen Sie Ihre Knie so weit
   in Richtung Kopf, wie es noch
   angenehm ist.
8. Atmen Sie 3 bis 5 Mal langsam
   ein und aus, und halten Sie diese
   Stellung.

9. Stützen Sie mit den Armen Ihren
   Rücken.
10. Mit der Ausatmung schieben Sie das
    Sitzkissen zur Seite und bewegen
    Ihren Körper Wirbel für Wirbel
    wieder zum Boden zurück.
11. Legen Sie Ihre Beine und Arme auf
    dem Boden ab.
12. Spüren Sie für weitere 3 bis 5
    Atemzüge in Ihren Körper hinein.
    Wie fühlt er sich nun an?

**Dauer:** insgesamt 3 Mal

**Ausgleichsübung:**
*Krokodilsentspannung* im Liegen
(siehe S. 56)

**Hilfsmittel:** 1 Sitzkissen
　　　　　　　　 1 Decke (eventuell)
　　　　　　　　 1 Gurt (eventuell)

→ Füße auf dem Boden abgesetzt,
→ Finger greifen sich.

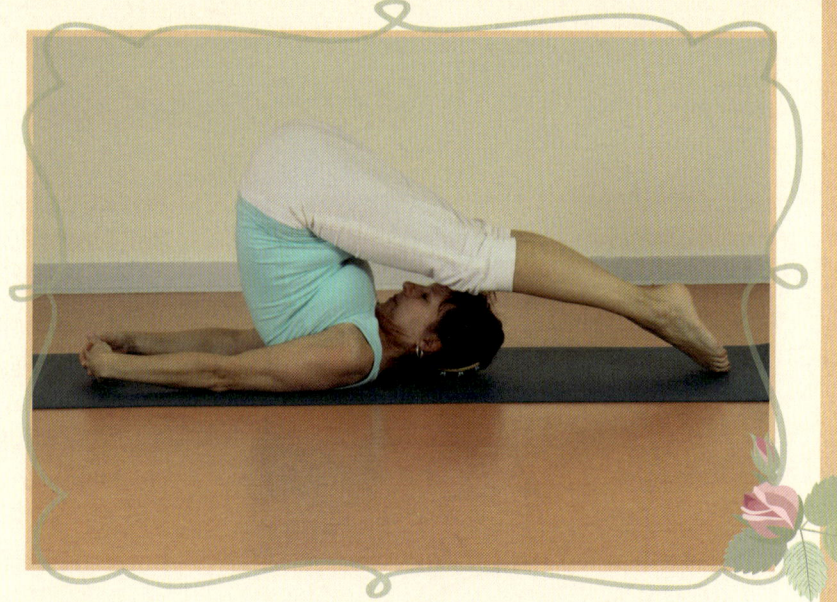

**Ausführung:**

1. Legen Sie sich auf den Rücken. Ihre Beine liegen geschlossen nebeneinander.
   Legen Sie die Arme mit den Handflächen nach unten neben den Oberkörper.
2. Spannen Sie die Bein- und Bauchmuskulatur an, und heben Sie Ihre Beine an.
3. Versuchen Sie, die Beine geschlossen hinter Ihren Kopf zu bringen, wenn möglich, bis die Zehenspitzen den Boden berühren. Die Beine sind dabei die ganze Zeit gestreckt.
4. Falten Sie die Hände. Die Arme bleiben auf dem Boden liegen.
5. Atmen Sie 3 bis 5 Mal langsam ein und aus, und halten Sie diese Stellung.
6. Winkeln Sie Ihre Beine an, und stützen Sie sich mit den Fingern neben dem Körper auf dem Boden ab.
7. Mit der Ausatmung rollen Sie sich Wirbel für Wirbel ab, bis Sie wieder auf dem Boden liegen.
8. Spüren Sie für weitere 3 bis 5 Atemzüge in Ihren Körper hinein. Wie fühlt er sich nun an?

**Dauer:** insgesamt 3 Mal

**Ausgleichsübung:**
*Krokodilsentspannung* im Liegen (siehe S. 56)

163

# Rumpfbeuge im Stehen –
## Uttanasana

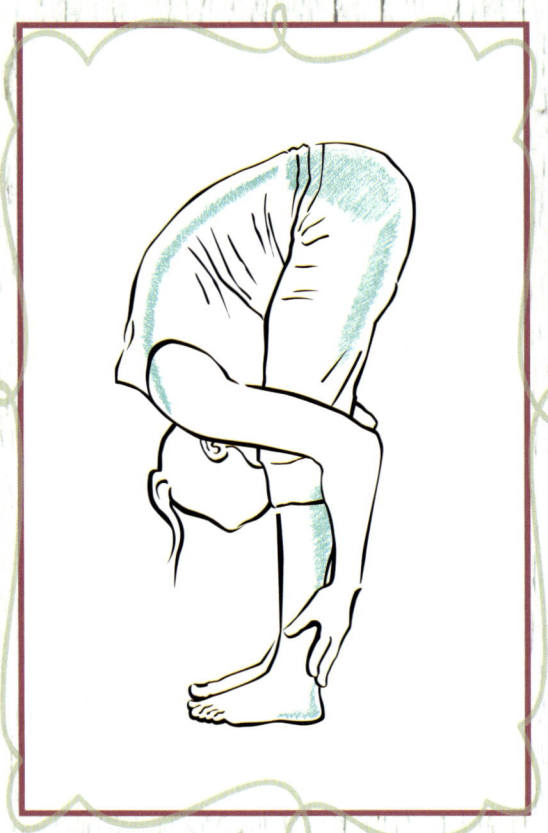

**Wirkungsweise:**

Bei dieser Übung werden die Muskeln und Sehnen der gesamten Körperrückseite stark gedehnt. Dadurch ist sie sehr hilfreich gegen Verspannungen im Kopf-, Schulter- und Nackenbereich. Auch bei Spannungskopfschmerz kann sie Linderung bringen.

Durch das Auseinanderziehen der Wirbelsäule bewährt sich die *Rumpfbeuge* auch bei Rückenschmerzen und Fehlstellungen wie Hohlkreuz, Rundrücken oder Flachrücken. Die gesamte Wirbelsäule wird elastischer.

Die Vorbeuge presst die Körpervorderseite zusammen. Dadurch werden Magen und Darm massiert, und die Verdauung wird angeregt.

Da der Oberkörper nach unten hängt, erfolgt eine vermehrte Durchblutung des Kopfes, was mehr Energie bringt. Das Nervensystem wird stimuliert und harmonisiert.

**Wirkung:**

- Hilfreich gegen Verspannungen im Kniebereich,
- entspannt den Rücken und Schulter- und Nackenbereich,
- fördert die Durchblutung des Kopfes,
- gut gegen Spannungskopfschmerz.

**Involvierte Muskulatur:**

- Nacken,
- Rücken,
- Hüfte,
- Gesäß,
- Oberschenkel,
- Waden.

**Vorsicht bei:**

- Kreislaufbeschwerden, Migräne
- Herzproblemen und erhöhtem Blutdruck,
- erhöhtem Augeninnendruck, Netzhautablösung, Glaukom.

➜ Beine gestreckt,
➜ Kinn zieht zum Brustbein.

**Ausführung:**

1. Stellen Sie einen Stuhl so auf eine rutschfeste Unterlage, dass die Sitzfläche Ihnen zugewandt ist.
2. Stellen Sie sich aufrecht hin. Ihre Füße stehen hüftbreit nebeneinander.

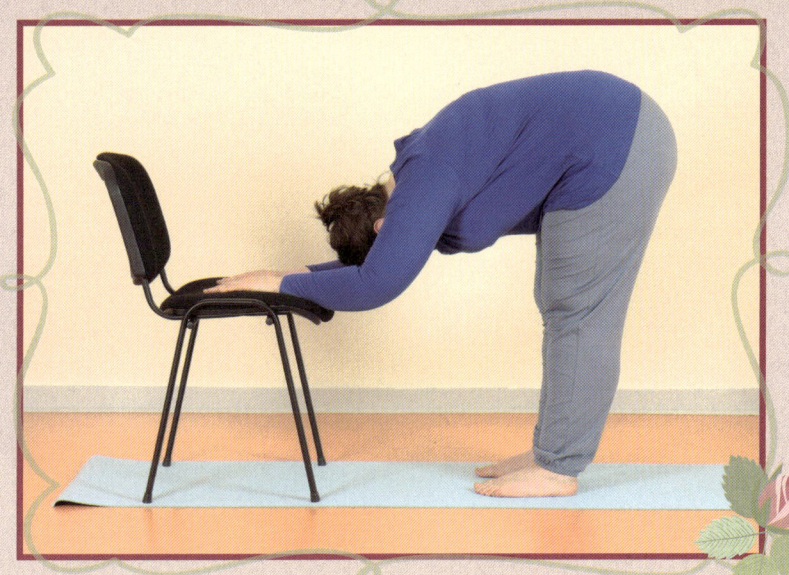

3. Strecken Sie beide Arme über den Kopf.
4. Beugen Sie sich langsam vor, indem Sie ab der Hüfte nach vorne einknicken.
5. Ziehen Sie Ihr Kinn in Richtung Brustbein.
6. Rollen Sie sich Wirbel für Wirbel nach unten ab.
7. Legen Sie Ihre Hände auf die Sitzfläche des Stuhls.
8. Knicken Sie Ihre Ellbogen ein. Ihre Knie sind dabei die ganze Zeit locker.
9. Lassen Sie sich mit Ihrem gesamten Körpergewicht behutsam nach vorne sinken.
10. Mit der Einatmung schieben Sie Ihr Steißbein zur Decke und Ihren Kopf zum Boden.
11. Mit der Ausatmung drücken Sie sich näher an Ihre Beine heran.

12. Wiederholen Sie die obigen Schritte für 3 bis 5 Atemzyklen. Versuchen Sie, die erreichte Position zu halten und mit jedem Atemzyklus noch etwas mehr in die Übung hineinzugehen. Machen Sie niemals ruckartige oder federnde Bewegungen. Es wird ausschließlich sanft mit der Atmung gearbeitet.
13. Lassen Sie Ihre Arme frei hängen. Die Knie werden weich. Atmen Sie 3-5 Mal ein und aus.
14. Richten Sie sich mit der nächsten Einatmung Wirbel für Wirbel wieder langsam auf.
15. Spüren Sie für weitere 3 bis 5 Atemzüge in Ihren Körper hinein. Wie fühlt er sich nun an?

**Dauer:** insgesamt 3 Mal

**Hilfsmittel:** 1 Stuhl

➜ Beine gestreckt,
➜ Kinn zieht zum Brustbein.

**Ausführung:**

1.  Legen Sie 2 Blöcke bereit.
2.  Stellen Sie sich aufrecht hin. Ihre Füße stehen hüftbreit nebeneinander.
3.  Stellen Sie die Blöcke neben Ihre Füße.
4.  Strecken Sie beide Arme über den Kopf.
5.  Beugen Sie sich langsam vor, indem Sie ab der Hüfte nach vorne einknicken.
6.  Drücken Sie Ihr Kinn in Richtung Brustbein.
7.  Rollen Sie sich Wirbel für Wirbel nach unten ab.
8.  Lassen Sie Ihre Arme locker hinunterhängen.
9.  Legen Sie die Hände auf die Blöcke. Ihre Knie sind dabei locker.
10. Lassen Sie sich mit einem Großteil Ihres Körpergewichtes behutsam nach vorne sinken.
11. Mit der Einatmung schieben Sie Ihr Steißbein nach oben und Ihren Kopf zum Boden.
12. Mit der Ausatmung drücken Sie sich näher an Ihre Beine heran.
13. Wiederholen Sie die obigen Schritte für 3 bis 5 Atemzyklen. Versuchen Sie, die erreichte Position zu halten und mit jedem Atemzyklus noch etwas mehr in die Bewegung hineinzugehen.

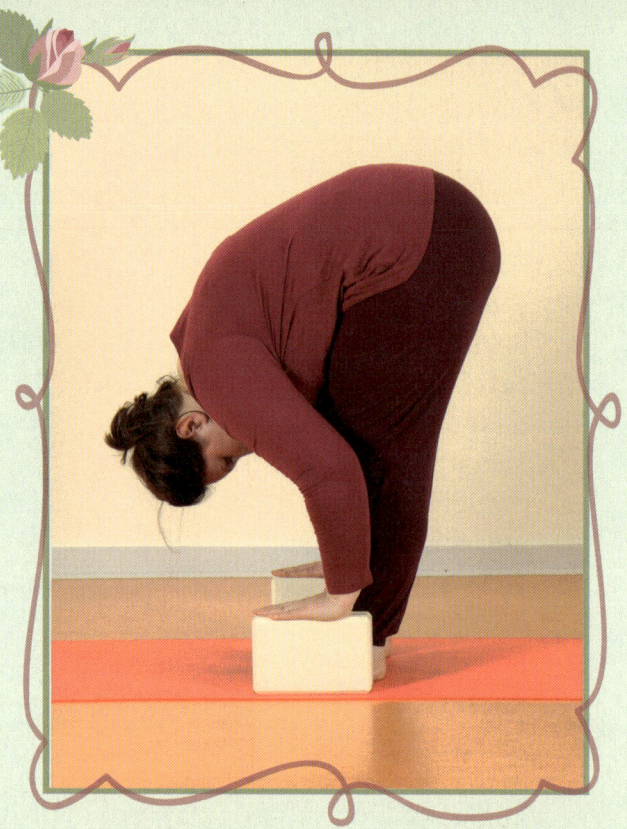

Machen Sie niemals ruckartige oder federnde Bewegungen. Bewegen Sie sich ausschließlich sanft mit der Atmung.

14. Lassen Sie Ihre Arme frei hängen. Die Knie werden weich. Atmen Sie 3 bis 5 Mal ein und aus.
15. Richten Sie sich mit der nächsten Einatmung Wirbel für Wirbel wieder langsam auf.
16. Spüren Sie für weitere 3 bis 5 Atemzüge in Ihren Körper hinein. Wie fühlt er sich nun an?

**Dauer:** insgesamt 3 Mal

**Hilfsmittel:** 2 Blöcke

➜ Beine gestreckt,
➜ Ellbogen liegen eng an.

### Ausführung:

1. Stellen Sie sich aufrecht hin. Ihre Füße stehen hüftbreit nebeneinander.
2. Strecken Sie beide Arme über den Kopf.
3. Beugen Sie sich langsam vor, indem Sie ab der Hüfte nach vorne einknicken.
4. Senken Sie Ihr Kinn in Richtung Brustbein.
5. Rollen Sie sich Wirbel für Wirbel nach unten ab.
6. Halten Sie die Arme dabei neben den Ohren.
7. Strecken Sie Ihre Beine durch.
8. Lassen Sie sich mit einem Großteil Ihres Körpergewichts behutsam nach vorne sinken.
9. Halten Sie diese Stellung 3 bis 5 Sekunden.
10. Greifen Sie mit Ihren Händen oberhalb der Fersen.
11. Biegen Sie die Ellbogen nach hinten.
12. Mit der Einatmung drücken Sie Ihr Steißbein nach oben und Ihren Kopf zum Boden.
13. Mit der Ausatmung drücken Sie Ihren Oberkörper noch näher an Ihre Beine heran.
14. Wiederholen Sie die obigen Schritte für 3 bis 5 Atemzyklen. Versuchen Sie, die erreichte Position zu

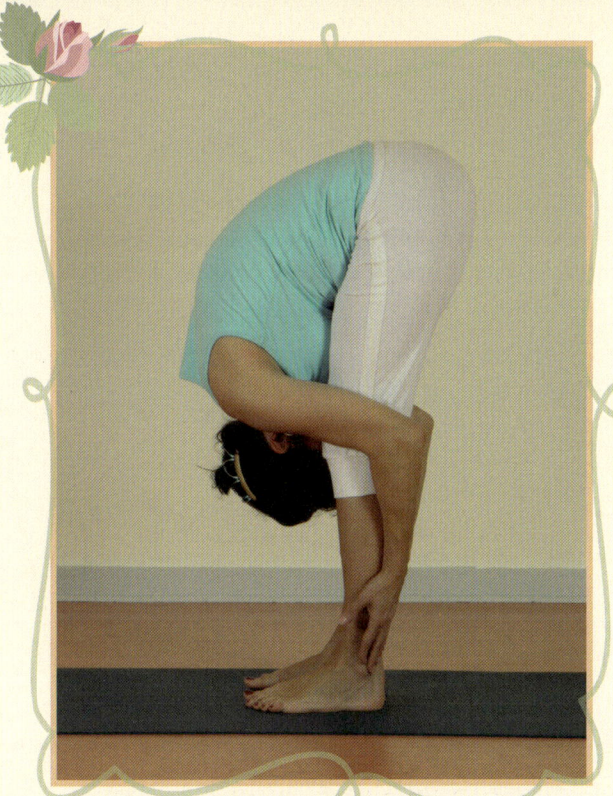

halten und mit jedem Atemzyklus noch etwas mehr in die Übung hineinzugehen. Machen Sie niemals ruckartige oder federnde Bewegungen. Bewegen Sie sich ausschließlich sanft mit der Atmung.

15. Lassen Sie Ihre Arme frei hängen. Die Knie werden weich. Atmen Sie 3 bis 5 Mal ein und aus.
16. Richten Sie sich mit der nächsten Einatmung Wirbel für Wirbel wieder langsam auf.
17. Spüren Sie für weitere 3 bis 5 Atemzüge in Ihren Körper hinein. Wie fühlt er sich nun an?

**Dauer:** insgesamt 3 Mal

# Schiefe Ebene – Purvottanasana

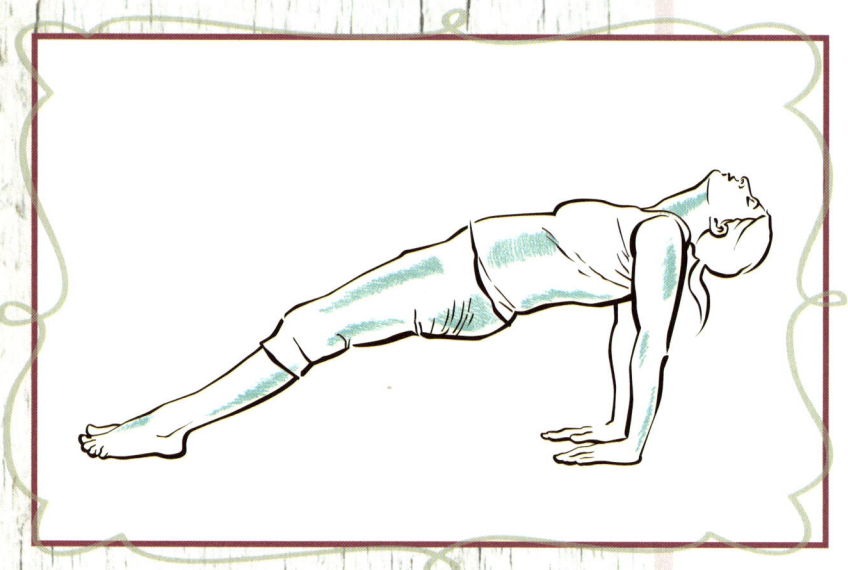

**Wirkung:**

- Stärkt Hand-, Fuß- und Schultergelenke,
- hilft gegen Atemnot durch Dehnung des Brustkorbes,
- gut gegen Müdigkeit.

**Wirkungsweise:**

Diese Übung erfordert viel Kraft. Das Gewicht ruht auf den Armen und Handgelenken. Durch diese Belastung werden Arm- und Schultermuskulatur sowie die Handgelenke trainiert.

Um diese Position ausführen zu können, braucht der Körper auch starke Bein- und Bauchmuskeln. Diese werden durch die Anspannung aufgebaut und gefestigt.

Durch die Streckung des Oberkörpers nimmt die Beweglichkeit von Schulter-, Nacken- und Hüftgelenken zu. Die Dehnung des Bauchraumes wirkt sich günstig auf die inneren Organe aus. Die Verdauung wird reguliert. Auch kann die Asana vorbeugend gegen Nierensteine eingesetzt werden, da sie harntreibend wirkt.

Die Überstreckung des Kopfes stimuliert die Schilddrüse. Das Nervensystem wird beruhigt und harmonisiert.

**Involvierte Muskulatur:**

- Hals,
- Schultern,
- Oberarme,
- Bauch,
- Rücken,
- Gesäß,
- Oberschenkel,
- Waden.

**Vorsicht bei:**

- Schiefhals,
- Entzündung der Schulter,
- Problemen mit den Gelenken der Hände und Ellbogen.

→ Bauch- und Gesäßmus-
kulatur angespannt,

→ Schultern liegen fest
auf dem Boden,

→ Fußsohlen und Fersen
drücken fest in den
Boden.

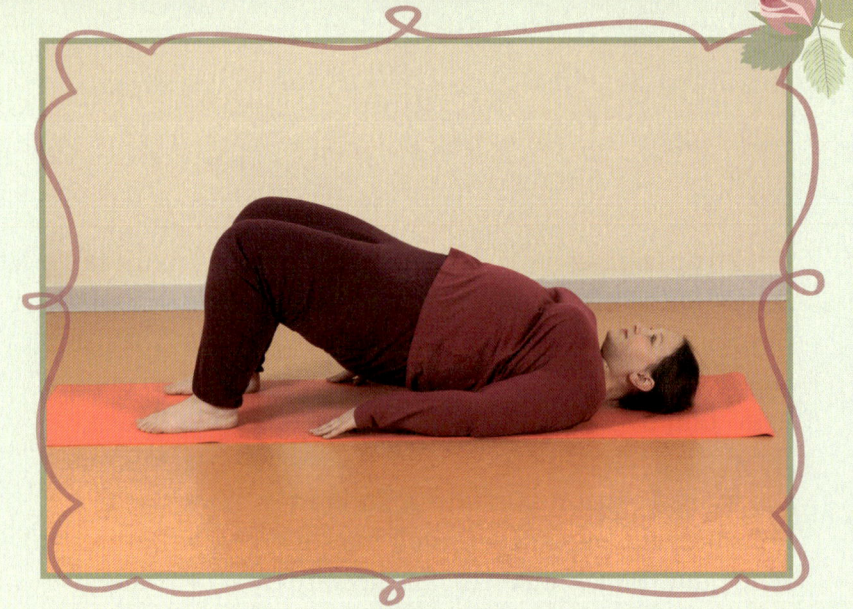

### Ausführung:

1. Legen Sie sich auf den Rücken. Ihre Beine liegen hüftbreit nebeneinander.
2. Legen Sie die Arme, mit den Handflächen nach unten, neben den Körper.
3. Stellen Sie Ihre Füße und Beine hüftbreit auf.
4. Spannen Sie die Gesäß- und Bauchmuskulatur an.
5. Drücken Sie Ihre Fußsohlen und Fersen fest gegen den Boden.
6. Atmen Sie ein, und heben Sie Ihre Hüften an.
7. Drücken Sie die Schultern in den Boden hinein.
8. Achten Sie auf Ihre Körperspannung, damit der Rücken nicht durchhängt.
9. Atmen Sie 3 bis 5 Mal langsam ein und aus, und halten Sie diese Stellung.
10. Mit der nächsten Ausatmung kommen Sie wieder in die Ausgangsstellung zurück.
11. Spüren Sie für weitere 3 bis 5 Atemzüge in Ihren Körper hinein. Wie fühlt er sich nun an?

**Dauer:** insgesamt 3 Mal

### Ausgleichsübung:

Auf den Rücken legen, Knie anziehen, Beine fassen und leicht hin und her schaukeln.

→ Kopf ist maximal gestreckt.

→ Brustbein zieht zur Decke.

→ Gesäß- und Bauchmuskulatur sind angespannt.

→ Fußsohlen stehen auf dem Boden.

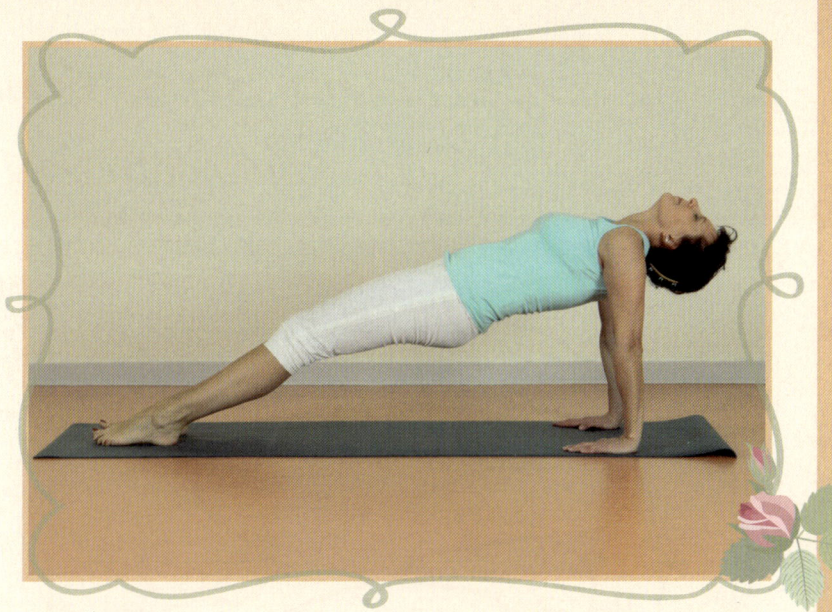

## Ausführung:

1. Setzen Sie sich auf den Boden, und legen Sie beide Beine geschlossen nebeneinander.

2. Stützen Sie sich mit Ihren Händen hinter dem Rücken ab. Die Handflächen stützen sich auf den Boden. Die Fingerspitzen zeigen nach vorne.

3. Spannen Sie die Gesäß- und Bauchmuskulatur an.

4. Beugen Sie leicht die Knie, und drücken Sie Ihre Fußsohlen und Fersen fest gegen den Boden.

5. Atmen Sie ein, und heben Sie Ihren Körper an.

6. Strecken Sie dabei die Beine durch. Die Fußsohlen liegen flach auf dem Boden auf.

7. Lassen Sie Ihren Kopf vorsichtig nach hinten fallen, und schauen Sie zur Decke.

8. Achten Sie auf Ihre Körperspannung, damit Ihr Körper nicht durchhängt. Kopf und Körper bilden eine gerade Linie.

9. Atmen Sie 3 bis 5 Mal langsam ein und aus, und halten Sie diese Stellung.

10. Mit der nächsten Ausatmung kommen Sie wieder in die Ausgangsposition zurück.

11. Spüren Sie für weitere 3 bis 5 Atemzüge in Ihren Körper hinein. Wie fühlt er sich nun an?

**Dauer:** insgesamt 3 Mal

## Ausgleichsübung:

Auf den Rücken legen, Knie anziehen, Beine fassen und leicht hin und her schaukeln.

# Stellung des Kindes – Balasana

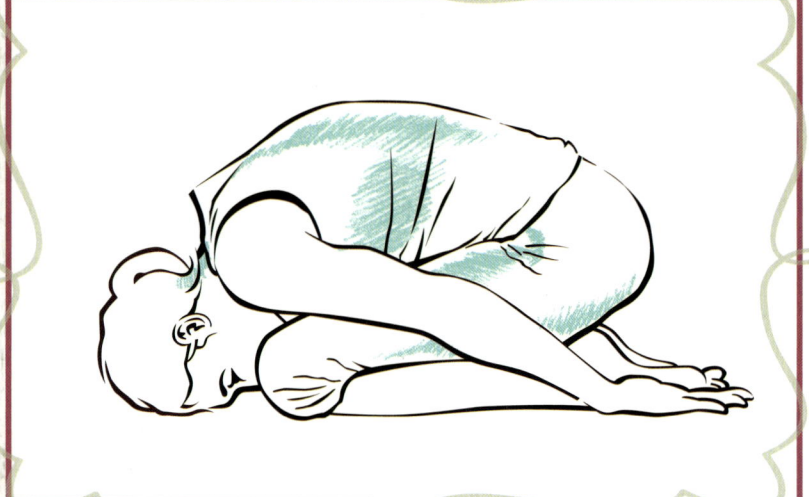

**Wirkung:**
- Entspannt Körper und Geist,
- fördert die Durchblutung des Kopfes,
- schafft neue Vitalität.

## Wirkungsweise:

Aufgrund der absolut entspannten Körperhaltung hat diese Yogaübung eine entkrampfende und beruhigende Wirkung. Sie bringt Entspannung und wird auch als Ausgleichsübung ausgeführt. Die Vorwärtsbeuge dehnt sanft die Wirbelsäule und den Nacken und entspannt Oberkörper- und Beckenmuskulatur. Bei Problemen mit dem Ischiasnerv kann sich eine Linderung einstellen.

Da der Bauchraum durch den Druck der Beine stimuliert wird, werden die Verdauungsorgane angeregt.

Der Kopf liegt tiefer als der Oberkörper, wodurch es zu einer vermehrten Durchblutung des Kopfes kommt. Das kann zu einer verbesserten Konzentration führen. Durch die sanfte Atmung kommen Körper und Geist zur Ruhe. Die Asana soll auch Wut und Zorn vertreiben. Diese Übung hilft Ihnen, sich wieder ganz auf sich selbst zu besinnen.

## Involvierte Muskulatur:
- Nacken,
- Rücken,
- Becken,
- Hüften,
- Oberschenkel.

## Vorsicht bei:
- Herzproblemen und erhöhtem Blutdruck,
- erhöhtem Augeninnendruck, Glaukom, Netzhautablösung,
- starken Krampfadern,
- Migräne.

→ Brust und Bauch liegen auf zwei Sitzkissen auf,

→ Stirn liegt auf Fäusten,

→ Unterarme liegen auf.

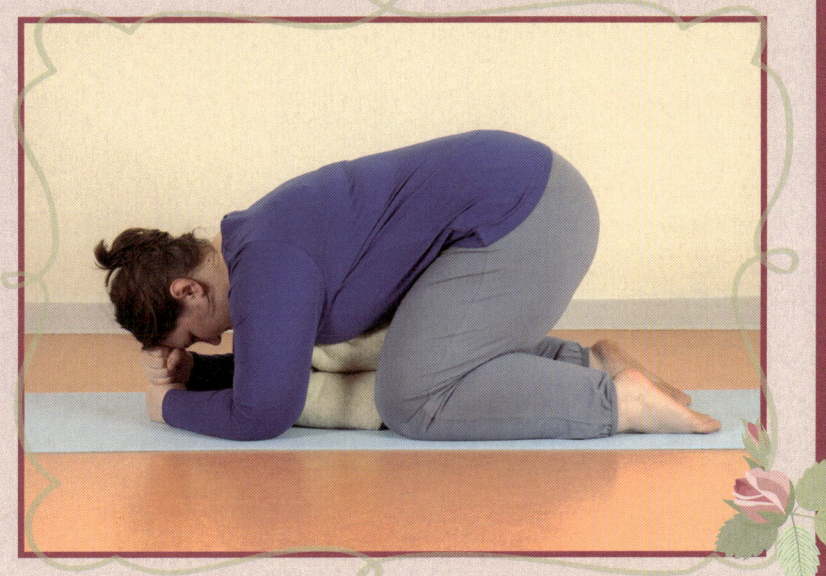

## Ausführung:

1. Legen Sie zwei Sitzkissen bereit.
2. Knien Sie sich auf den Boden. Die Unterschenkel ruhen hüftbreit nebeneinander.
3. Die Füße liegen mit dem Fußrücken auf dem Boden.

*Tipp* Sie können eine Decke unter Ihre Fußrücken legen, falls diese schmerzen. Die Polsterung hört vor den Zehen auf, sodass diese tiefer zu liegen kommen.

4. Legen Sie die Sitzkissen oder ein großes längeres Kissen vor sich hin.
5. Beugen Sie sich langsam vor.
6. Stützen Sie mit den Sitzkissen Ihren Oberkörper.
7. Legen Sie beide Unterarme neben den Kissen vor sich auf dem Boden ab.

8. Machen Sie mit beiden Händen eine Faust, und stellen Sie beide Fäuste übereinander.
9. Legen Sie den Kopf mit der Stirn auf Ihren Fäusten ab.
10. Entspannen Sie Kopf und Schultergürtel.
11. Atmen Sie 3 bis 5 Mal langsam ein und aus, und halten Sie diese Stellung.
12. Richten Sie sich mit der nächsten Einatmung langsam auf.
13. Spüren Sie für weitere 3 bis 5 Atemzüge in Ihren Körper hinein. Wie fühlt er sich nun an?

**Dauer:** insgesamt 3 Mal

**Hilfsmittel:** 2 Sitzkissen

→ Gesäß liegt auf den Unterschenkeln.
→ Stirn liegt auf dem Sitzkissen.
→ Hände liegen nach hinten weg, damit die Schultern nach vorne fallen.

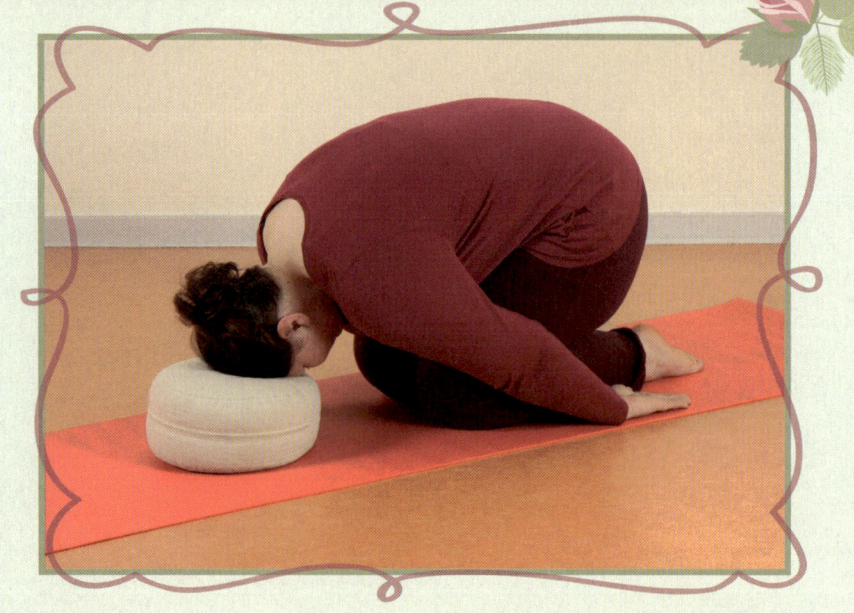

### Ausführung:

1. Legen Sie ein Sitzkissen vor sich hin.
2. Knien Sie sich auf den Boden. Die Unterschenkel ruhen hüftbreit nebeneinander.
3. Die Füße liegen mit dem Fußrücken auf dem Boden.

*Tipp* *Sie können eine Decke unter Ihre Fußrücken legen, falls diese schmerzen. Die Polsterung hört vor den Zehen auf, sodass die Zehen tiefer zu liegen kommen.*

4. Legen Sie Ihre Arme nach hinten. Die Handflächen zeigen dabei nach oben, die Finger nach hinten.
5. Beugen Sie sich langsam vor. Lassen Sie dabei Ihre Arme neben dem Körper nach hinten gleiten.
6. Legen Sie den Kopf mit der Stirn auf dem Sitzkissen ab.

7. Versuchen Sie, Ihr Gesäß möglichst weit nach unten in die Nähe der Fersen zu bekommen.
8. Ihre Brust drückt gegen die Knie.
9. Atmen Sie 3 bis 5 Mal langsam ein und aus, und halten Sie diese Stellung.
10. Richten Sie sich mit der nächsten Einatmung langsam auf.
11. Spüren Sie für weitere 3 bis 5 Atemzüge in Ihren Körper hinein. Wie fühlt er sich nun an?

**Dauer:** insgesamt 3 Mal

**Hilfsmittel:** 1 Sitzkissen
1 Decke (eventuell)

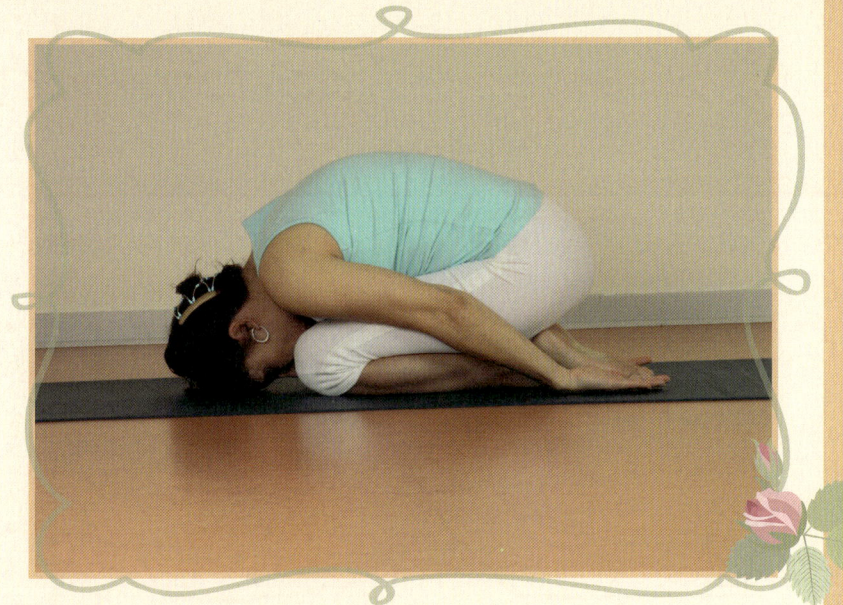

→ Gesäß bleibt auf den Fersen.

→ Stirn liegt auf dem Boden.

→ Hände liegen hinten, damit die Schultern nach vorne fallen können.

## Ausführung:

1. Knien Sie sich auf den Boden. Die Unterschenkel liegen nebeneinander.

2. Die Füße ruhen mit dem Fußrücken auf dem Boden.

3. Legen Sie Ihre Arme nach hinten. Die Handflächen zeigen dabei nach oben, die Finger nach hinten.

4. Beugen Sie sich langsam vor.

5. Legen Sie den Kopf mit der Stirn auf dem Boden ab.

6. Das Gesäß liegt auf den Fersen.

7. Ihre Brust drückt gegen die Knie.

8. Atmen Sie 3 bis 5 Mal langsam ein und aus, und halten Sie diese Stellung.

9. Richten Sie sich mit der Einatmung langsam auf.

10. Spüren Sie für weitere 3 bis 5 Atemzüge in Ihren Körper hinein. Wie fühlt er sich nun an?

**Dauer:** insgesamt 3 Mal

# Zange – Paschimottanasana

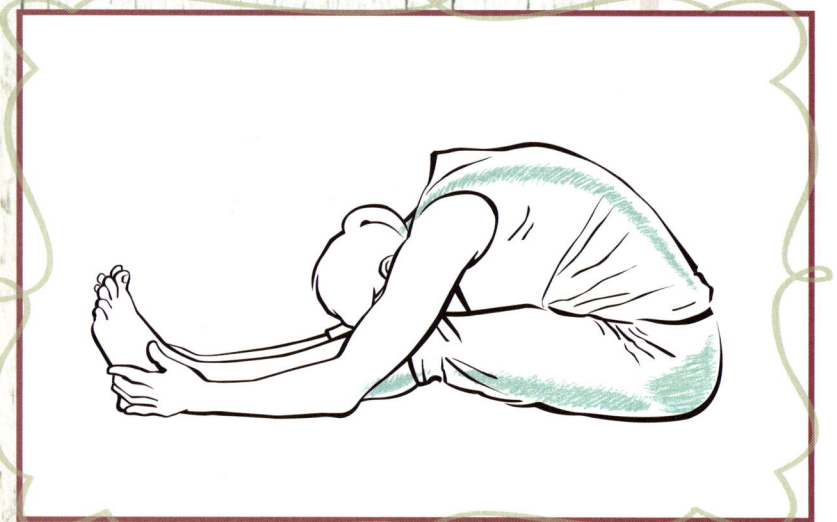

## Wirkung:

- Hilfreich gegen Wirbelblockaden, Rundrücken, Hohlkreuz,
- macht elastisch und beugt Verspannungen vor,
- fördert die Verdauung.

## Wirkungsweise:

Diese Übung steigert durch die Streckung der gesamten Wirbelsäule deren Geschmeidigkeit und Biegsamkeit. Die Muskulatur neben der Wirbelsäule wird gestärkt und das Nervensystem harmonisiert. Die Asana wirkt sich vitalisierend auf den Körper aus. Die Dehnung des Rückens ist gut gegen Wirbelblockaden, Rundrücken, Hohlkreuz und Nackenprobleme. Bei maximaler Dehnung der Beine wirkt die Übung gegen Verspannungen im Beinbereich.
Der Bauchraum wird durch die Beugung nach vorne zusammengedrückt. Dabei wird die Verdauung angeregt, sodass diese Asana sehr hilfreich gegen Verdauungsprobleme sein kann. Des Weiteren massiert sie die Bauchorgane und regt die Organe des Beckens an, was

sich positiv auf Frauenleiden auswirkt. Durch die Vorbeuge des Oberkörpers mit gleichzeitiger Dehnung des Rückens werden Blase, Nieren, Leber und Bauchspeicheldrüse angeregt und gestärkt.
Die Übung wirkt sich beruhigend und unterstützend auf das Herz aus.

## Involvierte Muskulatur:

- Nacken,
- Rücken,
- Hüften,
- Gesäß,
- Oberschenkel,
- Waden.

## Vorsicht bei:

- Bandscheibenvorfall.

➜ Hände greifen so weit wie möglich nach vorne,
➜ Beine gestreckt,
➜ Kopf locker.

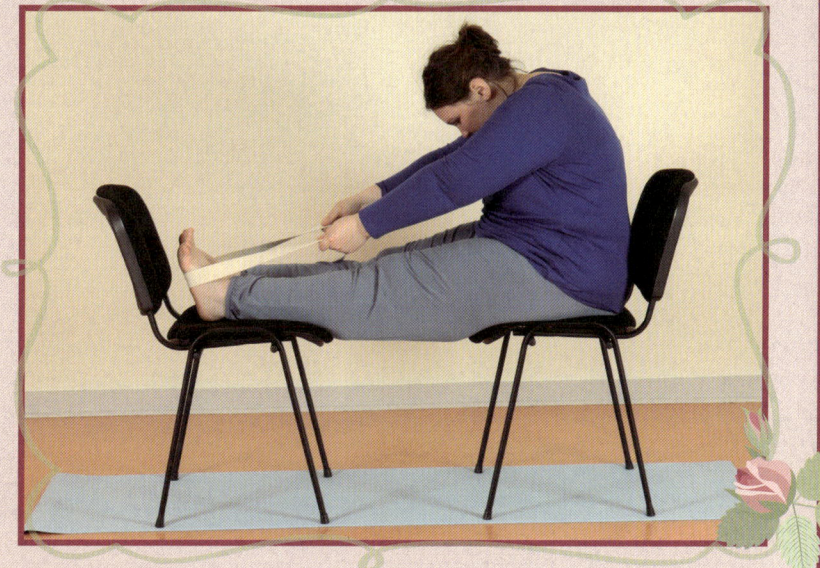

**Ausführung:**

1. Stellen Sie 2 Stühle mit den Sitzflächen zueinander auf eine rutschfeste Unterlage.
2. Legen Sie einen Gurt bereit.
3. Setzen Sie sich auf einen Stuhl, und ziehen Sie Ihre Gesäßmuskulatur nach hinten und zur Seite weg.
4. Stellen Sie beide Beine nebeneinander auf den zweiten Stuhl.
5. Legen Sie die Mitte des Gurtes um Ihre Füße, und lassen Sie ihn so lang, dass Sie noch aufrecht sitzen können. Strecken Sie beide Beine.
6. Mit der Einatmung dehnen Sie sich im Sitzen ganz hoch.
7. Mit der Ausatmung beugen Sie sich so weit nach vorne, wie es Ihnen bei gestreckten Beinen möglich ist. Die Hände greifen dabei den Gurt entsprechend weiter vorne.
8. Lassen Sie den Kopf entspannt herunterhängen. Bei Problemen mit der Halswirbelsäule sollte er eine gerade Verlängerung der Halswirbelsäule bilden.
9. Atmen Sie 3 bis 5 Mal langsam ein und aus. Mit jeder Ausatmung versuchen Sie, Ihren Körper noch ein wenig mehr nach vorne und nach unten zu bringen.
10. Richten Sie sich dann wieder mit der Einatmung ganz langsam auf. Gleiten Sie dabei mit den Händen entlang Ihrer Beine, bis Ihr Rücken gerade ist.
11. Spüren Sie für weitere 3 bis 5 Atemzüge in Ihren Körper hinein. Wie fühlt er sich nun an?

**Dauer:** insgesamt 3 Mal

**Ausgleichsübung:**
*Kutschersitz* (siehe S. 58)

**Hilfsmittel:** 2 Stühle
1 Gurt

→ Hände greifen so weit wie möglich nach vorne,

→ Beine liegen gestreckt auf dem Boden,

→ aufrecht sitzen.

→ Hände greifen so weit wie möglich nach vorne,

→ Beine liegen gestreckt auf dem Boden,

→ Kopf locker.

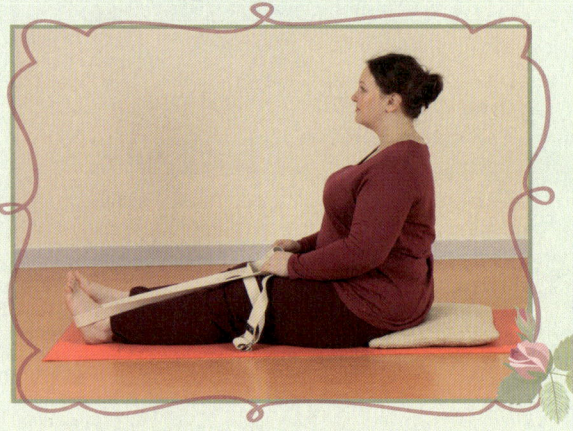

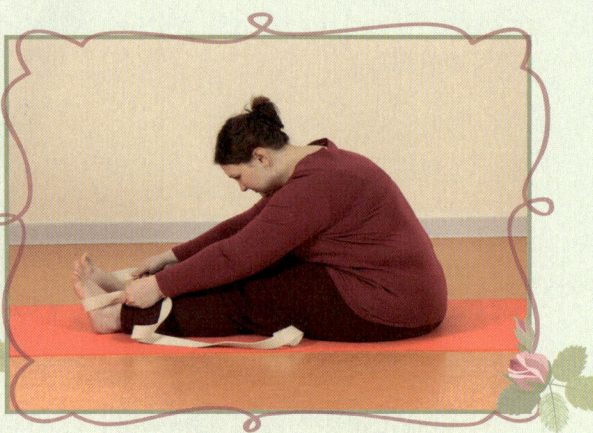

### Ausführung:

1. Legen Sie einen Gurt bereit.

2. Setzen Sie sich auf den Boden, und stellen Sie beide Beine hüftbreit nebeneinander.

3. Ziehen Sie Ihre Gesäßmuskulatur nach hinten und zur Seite weg.

4. Legen Sie den Gurt um Ihre Füße, und greifen Sie ihn so, dass Sie noch aufrecht sitzen können. Strecken Sie beide Beine.

5. Mit der Einatmung richten Sie Ihre Wirbelsäule auf.

6. Mit der Ausatmung beugen Sie sich so weit nach vorne, wie es Ihnen bei gestreckten Beinen möglich ist. Die Hände greifen dabei den Gurt entsprechend weiter vorne.

7. Lassen Sie den Kopf entspannt herunterhängen. Bei Problemen mit der Halswirbelsäule sollte er eine gerade Verlängerung der Halswirbelsäule bilden.

8. Atmen Sie 3 bis 5 Mal langsam ein und aus. Mit jeder Ausatmung versuchen Sie, Ihren Körper noch ein wenig mehr nach vorne und nach unten zu bringen.

9. Richten Sie sich dann wieder mit der Einatmung ganz langsam auf. Gleiten Sie dabei mit den Händen Ihre Beine entlang, bis Ihr Rücken gerade ist.

10. Spüren Sie für weitere 3 bis 5 Atemzüge in Ihren Körper hinein. Wie fühlt er sich nun an?

**Dauer:** insgesamt 3 Mal

**Ausgleichsübung:**
*Totenstellung* (siehe S. 62)

**Hilfsmittel:** 1 Gurt

➜ Beine sind gestreckt.
➜ Ellbogen liegen neben den Beinen.
➜ Kopf ist locker.

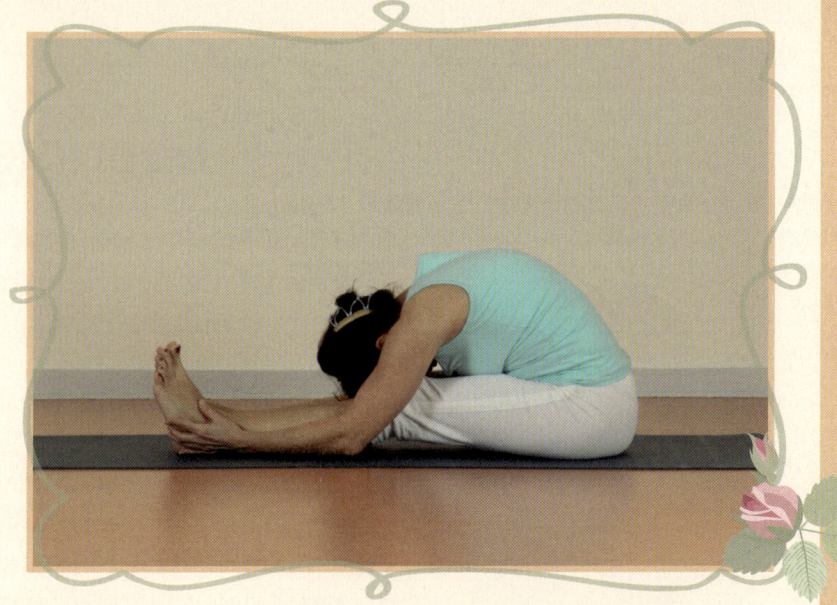

## Ausführung:

1. Setzen Sie sich mit geschlossenen Beinen auf den Boden.
2. Ziehen Sie Ihre Gesäßmuskulatur nach hinten und zur Seite weg.
3. Strecken Sie beide Beine.
4. Mit der Einatmung heben Sie Ihre Arme über den Kopf und richten Ihre Wirbelsäule auf.
5. Mit der Ausatmung beugen Sie sich ganz langsam Wirbel für Wirbel vor. In der maximalen Vorbeuge greifen Sie den Teil des Beines oder Fußes, den Sie fassen können. Biegen Sie die Ellbogen, und legen Sie sie, wenn möglich, neben Ihren Beinen auf dem Boden ab.
6. Lassen Sie den Kopf entspannt herunterhängen.
7. Atmen Sie 3 bis 5 Mal langsam ein und aus. Mit jeder Ausatmung versuchen Sie, Ihren Körper noch ein wenig mehr nach vorne und nach unten zu bringen.
8. Richten Sie sich dann wieder mit der Einatmung ganz langsam auf. Gleiten Sie dabei mit den Händen entlang Ihren Beinen, bis Ihr Rücken gerade ist.
9. Spüren Sie für weitere 3 bis 5 Atemzüge in Ihren Körper hinein. Wie fühlt er sich nun an?

**Dauer:** insgesamt 3 Mal

**Ausgleichsübung:**
*Totenstellung* (siehe S. 62)

# *Zu guter Letzt*

## Über die Autorin

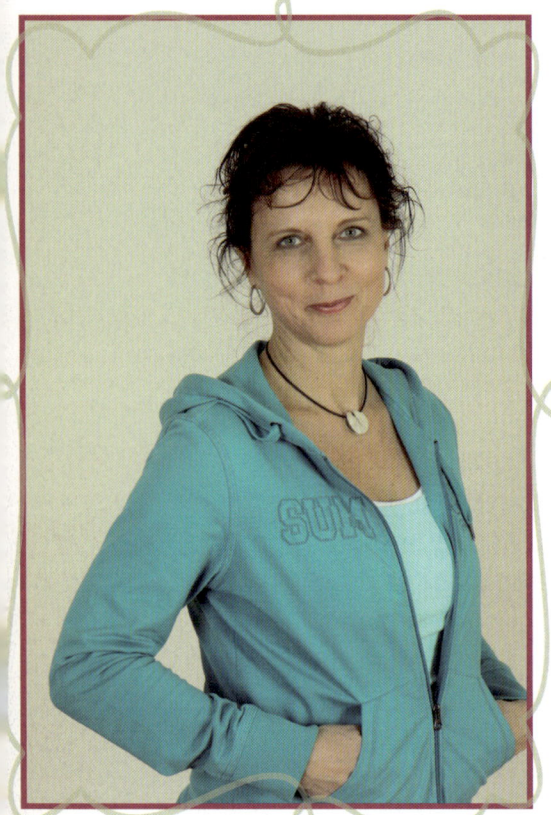

Sigrid Ernst ist seit 1996 ärztlich geprüfte praktizierende Hatha-Yoga Lehrerin und seit 2005 Heilpraktikerin in eigener Praxis.

Ihre Ausbildung zur Yogalehrerin fand in München nach der Methode Vishwayatan im Yogastudio Scharnagl-Engelmann statt. Ihre Lehrerin war eine der ersten Europäer/Europäerinnen, die in Indien ihre Ausbildung zur geprüften Yogalehrerin abgeschlossen hatten, damals noch an der einzigen staatlich anerkannten Yogaschule Indiens.

Seit nunmehr siebzehn Jahren arbeitet Sigrid Ernst als Yogalehrerin. Nach ihrer Ausbildung gab sie zunächst zahlreiche Yogakurse in verschiedenen Volkshochschulen in Franken. In ihren Kursen unterrichtete sie Kinder, Jugendliche und Erwachsene. Später wechselte sie nach Schleswig-Holstein und unterrichtete dort im Kreis Rendsburg-Eckernförde und bis heute an der Förde VHS in Kiel. Seit 2012 bietet sie zusätzlich Yogakurse im Zentrum Integrales Leben (ZIL) in Kiel an, dort auch spezielle Yogakurse für stark Übergewichtige. Die Teilnehmer und Teilnehmerinnen zeigen ihr immer wieder, wie viel Spaß und Freude Yoga trotz Übergewicht und körperlicher Einschränkungen machen kann.

Weitere Informationen unter:
www.naturheilpraxis-kiel.com

Sigrid Ernst ist Mitglied im Berufsverband der Yoga Vidya Lehrer/innen (BYV)

# Danksagung

Dieses Buch zu schreiben, war mir ein großer Herzenswunsch. Aber natürlich kann so ein Projekt nur mit der Unterstützung sehr fähiger Helferinnen und Helfer umgesetzt werden.

In erster Linie möchte ich meinem Mann, Jürgen Dönges, mit viel Liebe und aus tiefstem Herzen danken. Ohne ihn hätte ich dieses Buch nicht zustande bringen können. Er hat den Blick für das Detail und hat meine kreativen Ideen strukturiert. Geduldig und mit einer unendlichen Ruhe gab er in vielen Stunden und Nächten meinem Buch ein einheitliches Erscheinungsbild.

Auch für die gelungenen Fotoaufnahmen ist Jürgen Dönges verantwortlich. Sein Fachwissen, dessen Umsetzung und der Blick für das Detail waren unbezahlbar.

Kerstin Kristahl, meinem Modell, die sofort begeistert zustimmte, gebührt ebenfalls großer Dank. Sie hat mit ihrer geduldigen und herzlichen Art die vielen Stunden der Fotoaufnahmen im Flug vergehen lassen.

Meinem Kommunikationsdesigner, Henning Reinke, der mit viel Kreativität und großer Zuverlässigkeit die tollen Illustrationen nach meinen Vorstellungen umsetzte, möchte ich auch sehr danken.

Ein ganz herzliches Dankeschön geht natürlich auch an meine großartigen Yogakurs-Teilnehmer und Teilnehmerinnen. Sie machten bereitwillig und interessiert alles mit und gaben mir ein ehrliches Feedback. Aufgrund ihrer Lust an der Bewegung gaben und geben Sie mir immer wieder neue Inspiration.

Vielen Dank auch an meinen Sohn André und meine Familie sowie all meine Freundinnen und Freunde, die voller Begeisterung mein Buchprojekt mitverfolgten und nie an mir zweifelten.

Besonderer Dank auch an den Schirner Verlag, der an mich glaubte, obwohl ihm nur ein kleines Exposé vorlag. Und natürlich auch ein kräftiges Dankeschön an meine Lektorin Frau Frey, die dem Buch mit sehr viel Feingefühl den letzten Schliff gab.

Zum Schluss noch ein Dank an meine fabelhafte Mutter und meinen ehemaligen Partner. Damit meine Ausbildung und mein Abschluss 1996 überhaupt möglich waren, hielten sie mir den Rücken frei.

|  | Yogasequenz 1 | Yogasequenz 2 |
|---|---|---|
| *Anfangsentspannung:* | Kutschersitz (leicht) oder Totenstellung (mittelschwer) | Kutschersitz (leicht) oder Totenstellung (mittelschwer) |
| *Aufwärmübungen:* | | |
| Übung 1 | Berg | Berg |
| Übung 2 | Katze | Katze |
| *Hauptübungen:* | | |
| Rücken eher Hohlkreuz | Herabschauender Hund | Kamel |
| Rücken eher rund | Boot | Zange |
| Rücken gedreht / neutral | Krokodil | Dreieck |
| Rücken eher Hohlkreuz | – | – |
| Rücken eher rund | – | – |
| Rücken gedreht / neutral | Halber Drehsitz | Kuhgesicht |
| *Atemübung:* | Vollatmung | Vollatmung |
| *Konzentrationsübung:* | Baum | Baum |
| *Abschlussentspannung:* | Atem-Meditation | Atem-Meditation |

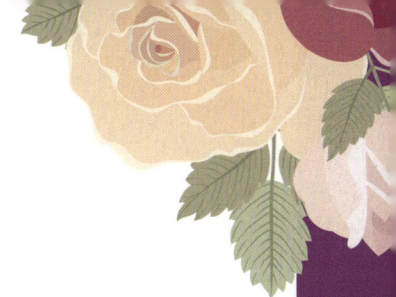

| Yogasequenz 3 | Yogasequenz 4 | Yogasequenz 5 | Yogasequenz 6 (mittelschwer) |
|---|---|---|---|
| Kutschersitz (leicht) oder Totenstellung (mittelschwer) | Kutschersitz (leicht) oder Totenstellung (mittelschwer) | Kutschersitz (leicht) oder Totenstellung (mittelschwer) | Kutschersitz (leicht) oder Totenstellung (mittelschwer) |
| Berg | Berg | Berg | Berg |
| Katze | Katze | Katze | Katze |
| Kobra | Fisch | Krieger I | Schiefe Ebene |
| Rumpfbeuge im Stehen | Beinstreckung | Zange | Pflug |
| Krieger III | Glückliches Baby | Dreieck | Kerze |
| Brett mit gebeugten Armen | – | Kuhgesicht | – |
| – | Stellung des Kindes | – | – |
| – | – | – | Krieger II |
| S-Laut-Atmung | Vollatmung | S-Laut-Atmung | Wechselatmung |
| Baum | Baum | Baum | Baum |
| Atem-Meditation | Atem-Meditation | Atem-Meditation | Atem-Meditation |

# Literaturangaben und Empfehlungen

- **Christmann, Volker**. Die Blüte des Yoga. Wie man die Lebenskraft erweckt, entfaltet und erhält. Atlantis, 1999.
- **Garcia, Megan**. Mega Yoga. DK Publishing Dorling Kindersley, 2006.
- **Gilmore, Ruth**. Yoga for life. Jung bleiben. DK Publishing Dorling Kindersley Ltd., 2003.
- **Himmel, Michaela und Ockel, Renate**. Best Age Yoga. Gesund und entspannt älter werden. Pietsch, 2007.
- **Jacquemart, Pierre und Elekfi, Saida**. Yoga als Therapie. Lehrbuch für die Arzt- und Naturheilpraxis. Weltbild, 1997.
- **Kaminoff, Leslie**. Yoga-Anatomie, Ihr Begleiter durch die Asanas, Bewegungen und Atemtechniken. Riva, 2008.
- **Larsen, Christian, Wolff, Christiane und Hager-Forstenlechner, Eva**. Medical Yoga., Anatomisch richtig üben. Trias, 2012.
- **Röcker, Anna Elisabeth**. Yoga. Das Übungsbuch für Lebensfreude und Gelassenheit, Cormoran, 2001.
- **Sivananda Yoga Zentrum**. Yoga für alle Lebensstufen. In Bildern. Gräfe und Unzer, 2000.
- **Waesse, Harry und Kyrein, Martin**. Yoga für Einsteiger. Gräfe und Unzer, 2008.
- **Zebroff, Kareen**. Yoga für jeden. Falken, 2000.